ESTELLE BERTRAND

MES PETITES Routines SEXUALITÉ

sans stress et sans complexes

MARABOUT

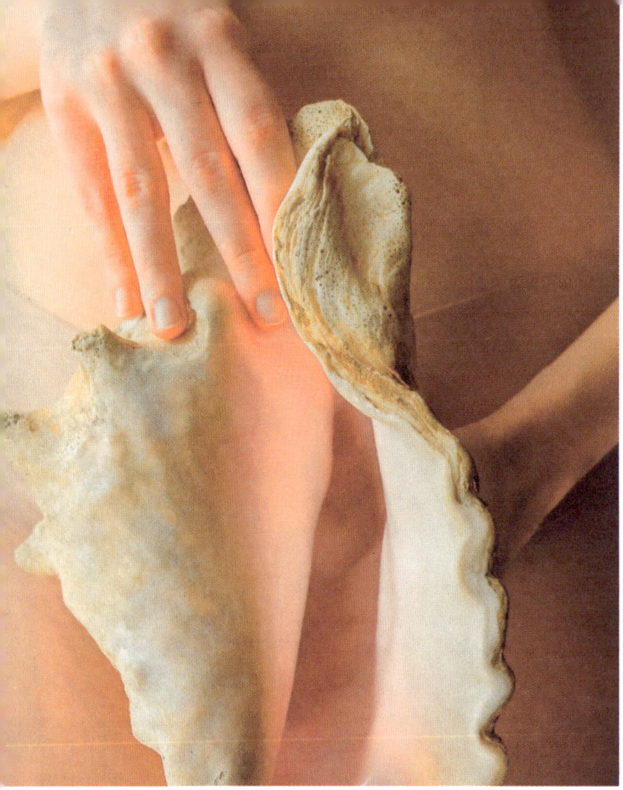

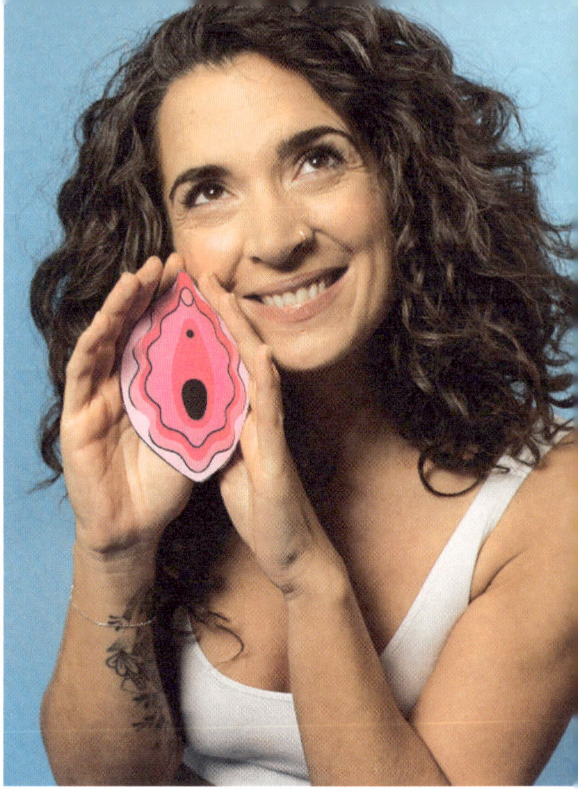

SOMMAIRE

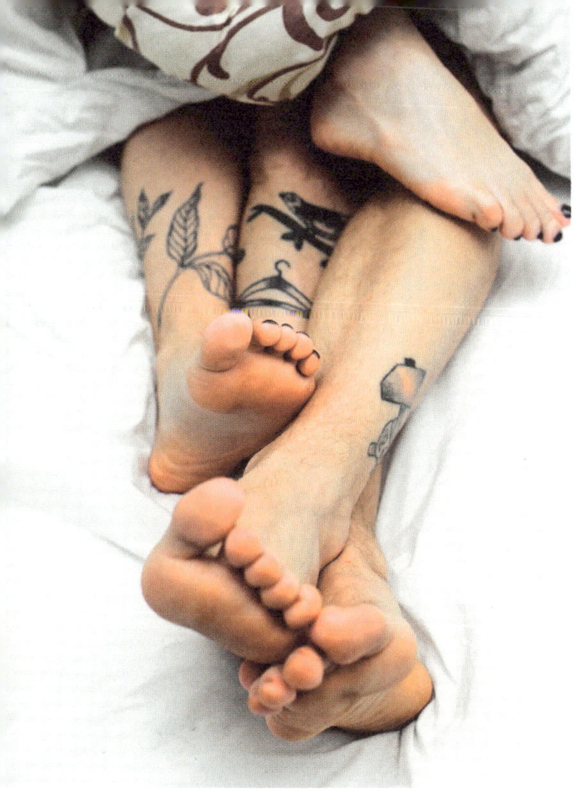

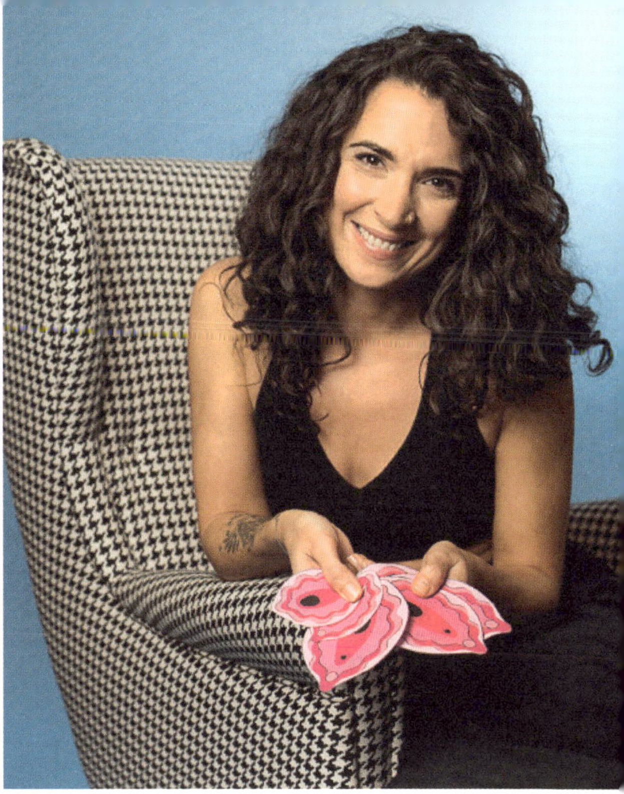

Intro

L'AUTRICE

Je suis kinésithérapeute et formatrice, spécialisée en périnéologie, abdologie et troubles sexuels. J'ai ouvert mon cabinet en 2009 à Paris. Suite à de nombreuses formations et spécialisations dans ces domaines, de l'urologie à la sexologie, j'ai développé une passion de la femme et de son intimité. Mon envie de transmettre m'a conduite à réfléchir aux différents moyens de communication alternatifs à la pratique en cabinet, pour toucher un public plus vaste.

J'ai créé un compte sur les réseaux sociaux (@estelle_kine) dans un but préventif, pour inciter les jeunes et les adultes à oser parler de leurs problèmes autour du périnée et à savoir qui consulter, qu'il s'agisse de troubles urinaires, abdominaux ou sexologiques. La rédaction d'un livre m'avait toujours fait envie et mes échanges sur ce réseau l'ont confirmée et précisée.

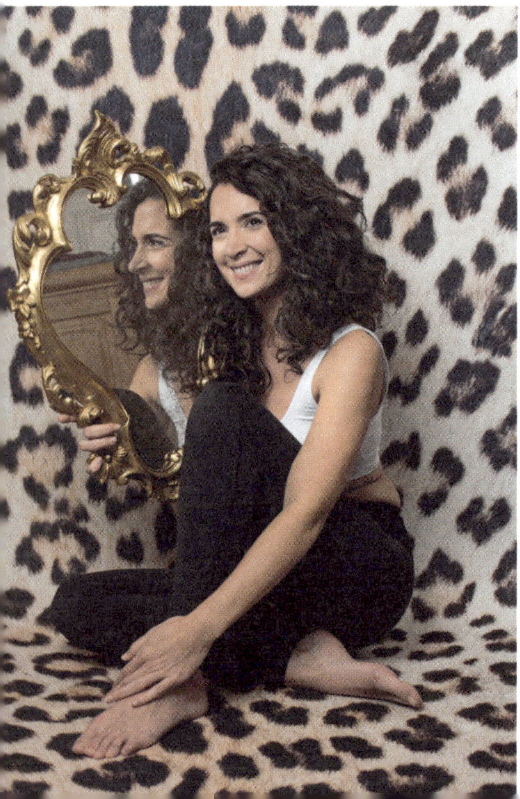

Mes petites routines était né, pour proposer à toutes les femmes un guide pratique et complet, mais concis et en toute légèreté.

À 40 ans, femme débordée et heureuse maman d'une petite fille née en 2014 et d'un petit garçon né en 2016, je suis aussi attachée à l'éducation et la transmission aux plus jeunes, pour leur permettre d'accéder à une sensualité décomplexée.

PRÉFACE

PAR FLORENCE SERVAN-SCHREIBER

Les Américaines ont Gwyneth Paltrow et nous avons Estelle Bertrand. L'une est aussi brune que l'autre est blonde, mais ces deux femmes n'économisent ni leur énergie ni leur créativité pour nous proposer des clés et des remèdes vers une sexualité joyeuse et satisfaisante.
Voici un voyage sans tabous dans lequel nous sommes invitées à (re)découvrir toutes les parties de nos corps pour les apprivoiser et les combler.
Clitoris, vestibule, bateau ivre, position d'Andromaque (ma préférée), plaisir, rythmes, douleurs, fusion, intimité, périnée, lâcher-prise, vulve ou endométriose ne sont que quelques exemples des termes que vous allez explorer avec confiance au fil de ces pages.
Ni notre mère, ni notre copine, ni notre gynéco, Estelle Bertrand est notre alliée personnelle de première ligne, déterminée à nous accompagner dans une sexualité sans complexe, proplaisir, antidouleur et, surtout, épanouie !

Intro

5 RAISONS POUR ABORDER VOTRE SEXUALITÉ… SANS COMPLEXES !

Si vous avez choisi d'ouvrir ce livre, c'est soit que vous êtes curieux·se, soit que vous pensez que votre sexualité peut être améliorée ! Bravo pour cette démarche, car elle représente à elle seule une énorme partie du chemin à parcourir. Voici 5 raisons qui vous encourageront à enrichir votre intimité érotique.

1 Parce qu'il n'y a pas de question bête

Depuis 15 ans que je reçois au quotidien des femmes en consultation, une intimité se développe entre nous. Elles osent me poser les questions qu'elles n'avaient jusqu'alors jamais évoquées avec quiconque de peur d'être gênées, jugées, méprisées, moquées, incomprises. Elles pensent la plupart du temps que leurs questions sont « bêtes ». Or, il n'y a pas de question bête !

2 Parce qu'il n'y a pas de douleur normale

Et le fait que vous soyez si nombreuses à vous les poser prouve bien qu'elles ont du sens. Cette autocensure concerne toutes les femmes, de tous les âges et de tous les milieux ! Elle contribue en outre à ancrer les différents blocages et troubles qui affectent le développement et l'évolution de la sexualité. De même qu'il n'y a pas de question bête, il n'y a pas de douleur normale.

Parce qu'il faut briser les tabous

Ce livre est une réponse aux questions que j'aurais dû me poser avant d'aborder ma sexualité. De la méconnaissance de l'anatomie aux idées reçues, je vais développer les différents sujets qui concernent les femmes, afin de vous prouver que la connaissance est la clé d'un cheminement vers une sexualité épanouie. Cette initiation sera complétée par une description des différentes pathologies rencontrées et des exercices préconisés pour y remédier.

Parce qu'il s'agit de votre intimité

Il me paraît très pertinent de se poser la question de l'utilité d'une éducation sexuelle et c'est la raison principale qui m'a poussée à rédiger ce livre. L'apprentissage de la sexualité fait partie de l'intimité et certaines découvertes doivent se faire à l'écart du cercle familial. Les parents ont souvent été eux-mêmes victimes – et le sont encore parfois – de la méconnaissance, des idées reçues et des fausses croyances nocives.

Parce que j'ai été comme vous

J'ai été victime de douleurs pendant de nombreuses années de ma vie sexuelle et je n'ai jamais osé en parler. Lorsque je me suis rendu compte que cela recouvrait de vraies pathologies, j'ai décidé de me spécialiser dans ce domaine pour pouvoir me traiter moi-même et accompagner les autres femmes dans leurs difficultés.

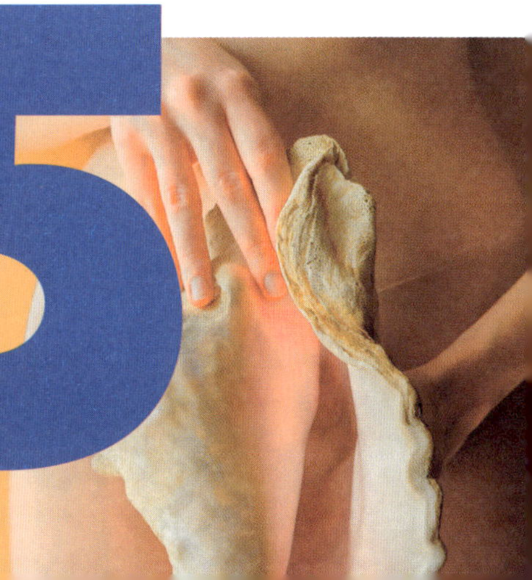

Intro

DE LA MÉCONNAISSANCE AUX IDÉES REÇUES

En tant que kinésithérapeute en rééducation périnéale, une grande partie de mon traitement consiste en une éducation globale qui a pour sujet le sexe féminin – de la physiologie à l'hygiène sans oublier la sexualité. Cette éducation n'est aujourd'hui attribuée à personne ; ni les parents, ni l'école, ni les médecins de famille. Résultat : les femmes se connaissent peu ou mal, ce qui nuit au développement de leur sexualité.

Un guide transgénérationnel de la sexualité

J'écris ce livre pour les jeunes adultes qui débutent dans leur sexualité afin de leur donner accès aux savoirs qui nous ont fait défaut. J'écris aussi ce livre pour les femmes de mon âge qui, bien qu'ayant eu des rapports sexuels et éventuellement des enfants, sont régulièrement confrontées à des difficultés dans leur rapport à elles-mêmes et à la féminité. Pour les femmes de ma génération, et malgré une pseudo « libération sexuelle » dans les mœurs et les discours, le sujet du sexe – surtout féminin – reste très tabou et les connaissances limitées. Même si elles ont été élevées dans des milieux ouverts et tolérants, ces lacunes créent des troubles et, encore aujourd'hui, de nombreuses femmes ont une vie sexuelle « pour faire plaisir à leur partenaire, parce qu'il le faut... », parfois même « douloureuse ». Elles pensent généralement que c'est normal, mais c'est faux, aucune douleur, ni aucun sentiment de culpabilité ne sont « normaux », la sexualité ne devrait exister que comme source de plaisir.

Parce que vous devriez tous·tes vous sentir concerné·es

J'y ai réuni ce que devrait contenir un « cours d'éducation sexuelle », qui est, selon moi, d'utilité publique et qui, je l'espère, fera un jour partie des programmes scolaires ! C'est pourquoi je vous propose aujourd'hui ce guide transgénérationnel, clair et accessible, pour rompre le cercle vicieux dans lequel surnagent plusieurs générations de femmes.

-1-

Ce livre est une initiation à la physiologie, celle qui devrait nous être enseignée avant la puberté. Lorsqu'un trouble apparaît, les femmes ont beaucoup de mal à repérer ce qui relève du symptôme et ce qui est normal.

-2-

Ce livre est une réponse collective aux patientes qui me consultent depuis 15 ans et à mes abonné·es sur le compte @estelle_kine. Et il est émaillé de témoignages dans lesquels vous pourrez vous retrouver !

-3-

Ce livre est destiné à toutes les personnes qui possèdent une vulve. Les discrètes, les délurées, les affranchies, les complexées, toutes les femmes en vérité. Il vous aidera à ne pas subir les troubles de la sexualité comme une fatalité, à oser en parler et – si besoin – consulter.

-4-

Ce livre s'adresse aussi aux autres, curieux, amoureux et ambitieux dans leur célébration de la féminité. Il va balayer les idées reçues qui entravent votre liberté !

-5-

Ce livre vous guidera pas à pas dans l'exploration et l'amélioration de votre sexualité, de votre sensualité, de la beauté dans sa diversité. Vous y trouverez des exercices dont la durée variera en fonction de chacune et de ses capacités. Je vous conseille tout de même de les lire dans l'ordre car ils répondent à une progression logique.

Intro

EXPLOREZ VOTRE INTIMITÉ

Ce livre est divisé en différentes étapes qui correspondent globalement à celles que je suis au cours de mes traitements. À chaque étape, vous aurez des exercices à pratiquer, attardez-vous sur chacun d'eux. Même si vous pourrez parfois avoir le sentiment qu'un élément ne vous concerne pas, gardez en tête que chaque exercice peut vous être bénéfique !

Créez votre ambiance sécurisante

Dès la première semaine, je vous invite à créer une ambiance agréable et sécurisante afin de pouvoir pratiquer vos exercices sans être dérangée, ni par un téléphone ni par quelqu'un qui entrerait dans la pièce. C'est votre moment à vous et vous devez vous sentir bien durant la séance. Je vous conseille donc de mettre votre téléphone sur silencieux, de vous installer dans un endroit où vous vous sentez bien (la chambre étant le lieu le plus évident a priori, mais pas forcément), de vous entourer de matières confortables, de créer une ambiance lumineuse douce, de fermer vos rideaux, en bref de créer votre « boudoir » !

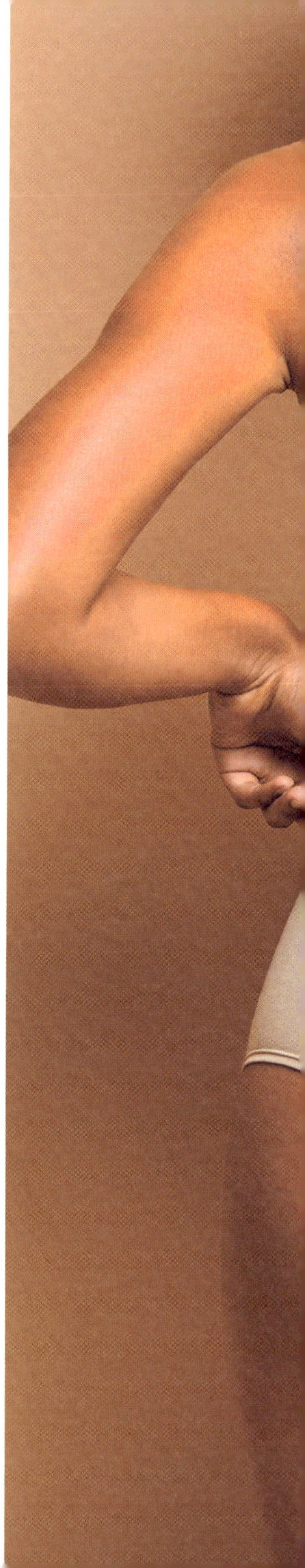

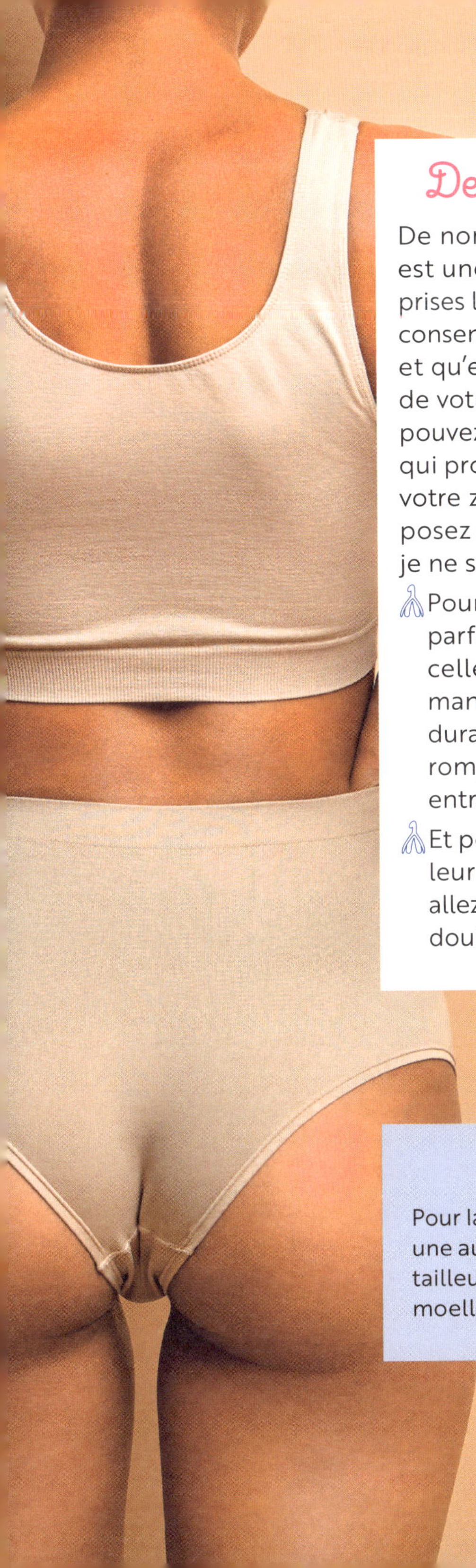

Des exercices de pénétration

De nombreuses femmes pensent que l'hymen est une structure fermée et elles sont très surprises lorsque je fais un toucher vaginal (avec leur consentement et autorisé dans le cadre médical) et qu'elles n'ont ni douleur ni sang. En fonction de votre spiritualité ou de vos convictions, vous pouvez, je pense, pratiquer les étapes de ce livre qui proposent une exploration fonctionnelle de votre zone génitale. Si ce sujet vous fait douter, posez la question à votre référent spirituel car je ne saurais en aucun cas répondre à sa place.

- Pour celles qui ont un·e partenaire et qui ont parfois des douleurs à la pénétration, ou pour celles qui souffrent de vaginisme, je recommande de ne pas pratiquer de sexe pénétratif durant les premières étapes, l'objectif étant de rompre le cercle vicieux de la pénétration qui entraîne la douleur.
- Et pour celles qui n'ont pas encore commencé leur vie sexuelle et qui se sentent prêtes, vous allez explorer la sexualité avec pénétration sans douleur et sans appréhension... Quelle chance !

Mes ASTUCES

Pour la plupart des exercices (sauf quand j'indiquerai une autre position), je vous conseille d'être assise en tailleur ou semi-allongée sur une surface douce et moelleuse comme un lit ou un canapé.

Intro

UN GUIDE CONÇU POUR NOUS TOUS·TES

Je m'adresse dans ce livre principalement aux personnes ayant un sexe féminin ou aux personnes qui les aiment et souhaitent leur donner du plaisir. On ne peut pas définir une personne uniquement en fonction de son sexe et de ses préférences sexuelles, c'est pourquoi il me semble important d'aborder avec vous ces notions.

Parce que nous n'avons pas tous·tes la même identité

Pour simplifier la lecture de ce livre, je nommerai « femme » toute personne qui possède une vulve, même si un pourcentage de la population qui est né avec cet attribut ne se considère pas comme telle. Pour éviter tout amalgame, je vous invite à connaître ce petit lexique des genres :

- **Cisgenre :** désigne une personne dont le sexe biologique correspond au genre ressenti.
- **Intersexe (ou anciennement « hermaphrodite ») :** désigne une personne qui est née avec des attributs sexuels qui ne correspondent pas complètement ni au sexe féminin, ni au sexe masculin.
- **Transgenre :** désigne une personne née d'un sexe biologique déterminé, mais qui ne s'y reconnaît pas.
- **Transsexuel :** désigne une personne transgenre qui s'est fait opérer pour que son sexe physique corresponde à son genre ressenti.

Parce que nous n'avons pas tous·tes la même sexualité

Et parce qu'on ne définit pas une personne en fonction de ses préférences sexuelles, je parlerai de partenaire, quel que soit son genre. Selon les données les plus récentes[1], environ 3,2 % de la population française déclare être homosexuelle (gays et lesbiennes) et 4,8 % bisexuelle.
La fluidité des genres est de plus en plus reconnue et considérée. On convient aujourd'hui que l'identité de genre ne se réduit pas à la binarité, mais qu'elle est plus variée tout comme elle peut être évolutive dans le parcours de tout un·e chacun·e. Identité de genre et identité sexuelle recouvrent un panorama infini de possibilités et il ne suffit pas d'observer l'apparence de quelqu'un·e pour présumer du genre dans lequel il·elle se reconnaît, ni de ses préférences sexuelles; le plus sûr pour ne pas se tromper étant toujours de poser la question à la personne concernée!
Pourtant, même si l'homosexualité, la transidentité et toutes les identités de genre et sexuelles sont aujourd'hui prises en compte et probablement mieux reçues et acceptées, nous ne devons pas oublier qu'un *coming out* reste une révélation intime qui mérite toute l'écoute et l'accompagnement de l'entourage, familial ou amical.

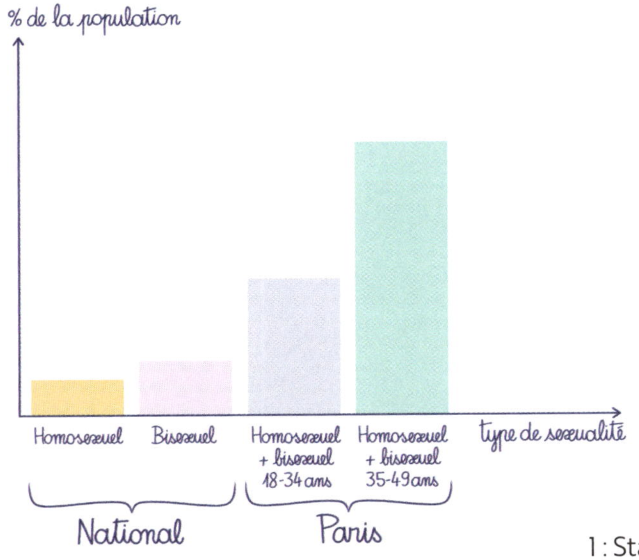

1 : Statista, 2020

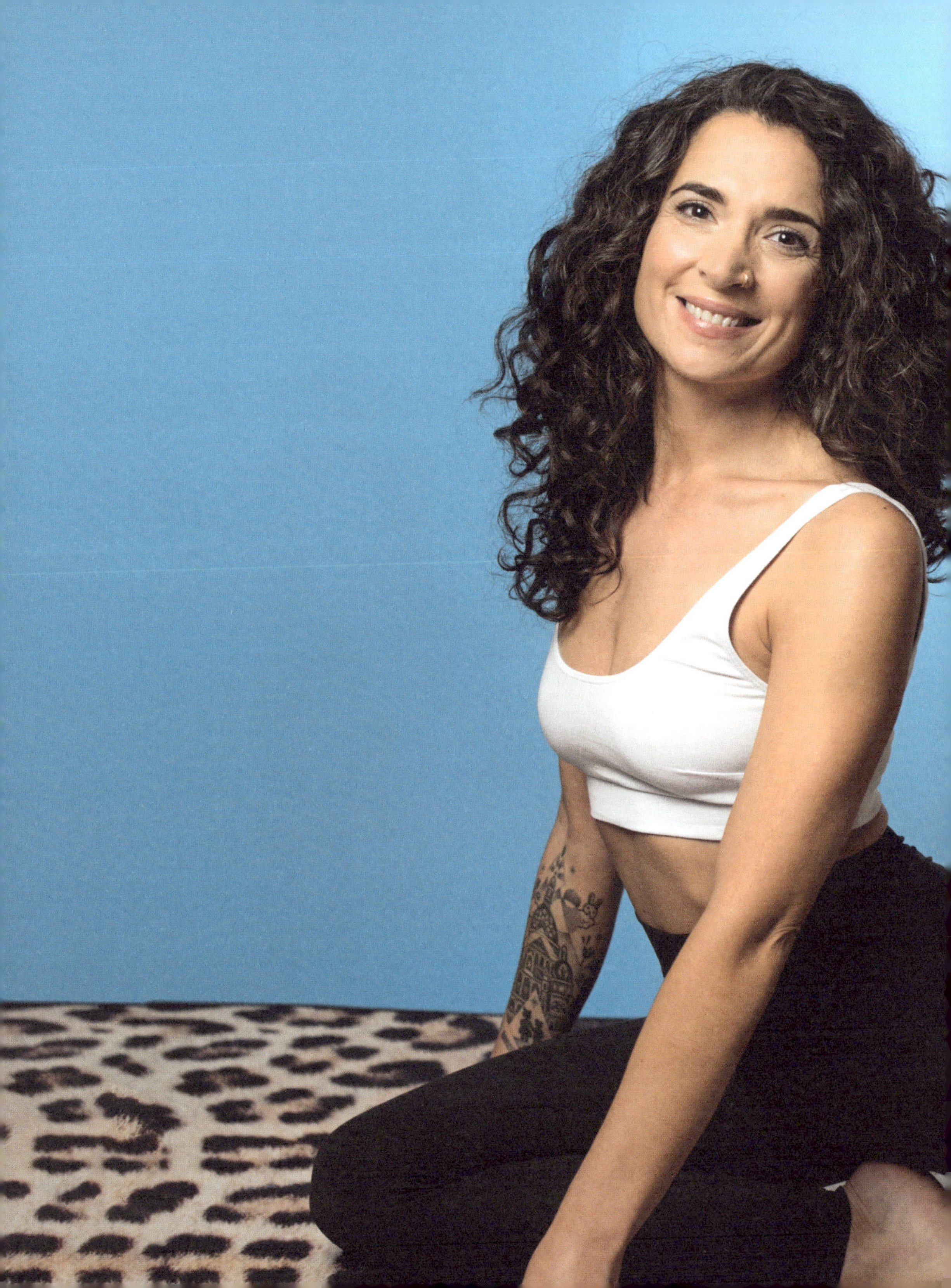

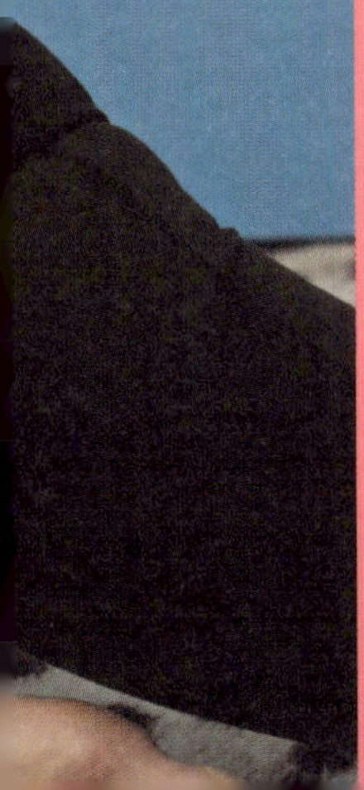

Semaine 1

RECONSIDÉREZ VOTRE SANTÉ SEXUELLE

Il ne suffit pas d'avoir grandi dans un milieu particulièrement conservateur pour porter en soi tout un tas de fausses croyances et de peurs enfouies, nourries par un inconscient collectif lourd de culpabilisation et de légendes. Parfois, ce sont des discours anodins entendus dans l'enfance ou des allusions a priori insignifiantes qui font insidieusement leur chemin dans votre psyché. Cette semaine, vous allez en apprendre davantage sur votre corps !

Semaine 1

LE PÉRINÉE, LE CENTRE DU CORPS

Le périnée est situé entre le pubis et le coccyx, dans le bassin. Il ferme la partie inférieure du bassin et soutient les viscères tels que la vessie, l'utérus et le rectum. Il est responsable de la continence (urines, selles et gaz) mais aussi de votre plaisir sexuel lors de la pénétration.

Entretenez votre périnée pour plus de sensations

Le périnée est un ensemble de tissus et de muscles qui possèdent trois ouvertures : l'urètre, le vagin et le canal anal. Il gère donc par sa tension (son tonus) l'ouverture du vagin, ce qui lui confère un rôle essentiel lors de la pénétration ! Il doit être suffisamment souple pour permettre l'introduction mais aussi assez tonique pour augmenter le contact, et donc le plaisir. Si les muscles sont très relâchés, il y a moins de contact et donc moins de sensations, et s'ils sont trop tendus, la douleur due à l'étirement des muscles apparaît et des pathologies peuvent s'installer (voir page 24).

à SAVOIR

En théorie, la zone musculaire qui s'étend du pubis au coccyx est divisée en deux grandes couches. Pour simplifier la compréhension, la couche superficielle nommée « périnée » serait plutôt responsable de la continence, grâce aux sphincters, et la couche profonde nommée « plancher pelvien » serait, elle, responsable du soutien des viscères. En pratique et dans ce livre, les deux termes sont utilisés pour parler de l'ensemble de la zone.

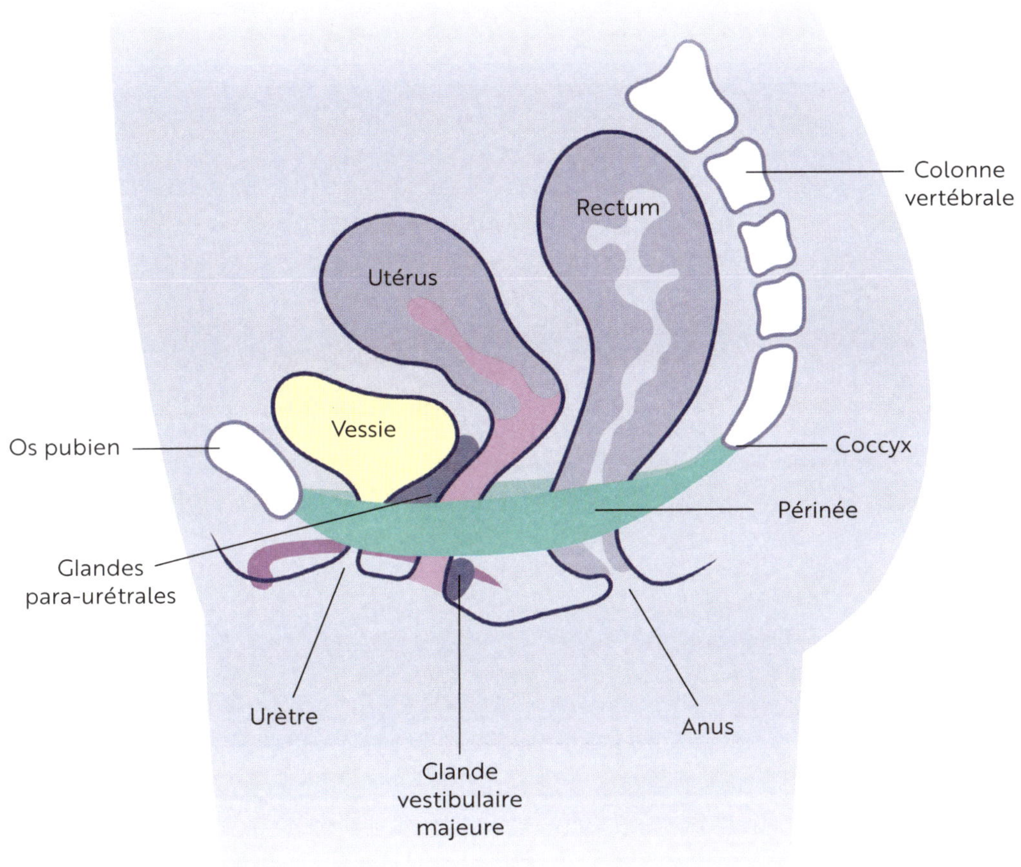

Périnée de profil

Semaine 1

Équilibrer son tonus musculaire

De nombreuses patientes sont très surprises de s'apercevoir que, lors d'une séance avec moi, l'introduction d'un doigt pour un toucher vaginal peut être non douloureuse alors qu'elles n'y parviennent pas elles-mêmes à la maison. Comment l'expliquer? Tout dépend de votre tonus musculaire ! Il est variable en fonction de la position dans laquelle vous vous trouvez mais il dépend aussi de votre environnement mental. Par exemple, dans le cas de douleurs sexuelles en général, à l'idée même d'un rapport sexuel potentiel, le périnée va augmenter son tonus pour éviter la pénétration, car elle est perçue comme une situation de danger. De même, les muscles posturaux (moteurs) ne seront pas dans la même tension si vous êtes dans un environnement réconfortant ou hostile. Bonne nouvelle, comme pour tous les autres muscles du corps humain, le tonus du périnée peut être modifié en quelques exercices (voir page 37).

à RETENIR

En règle générale, les périnées douloureux sont plutôt hypertoniques (vous pourrez alors privilégier les phases de relâchement lors des exercices) et les périnées peu sensibles, hypotoniques (il faudra alors accentuer les phases de contraction).

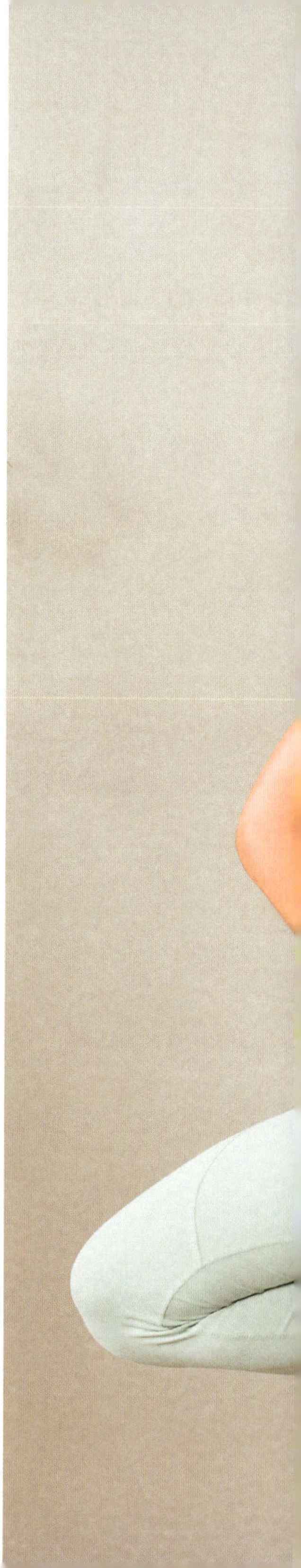

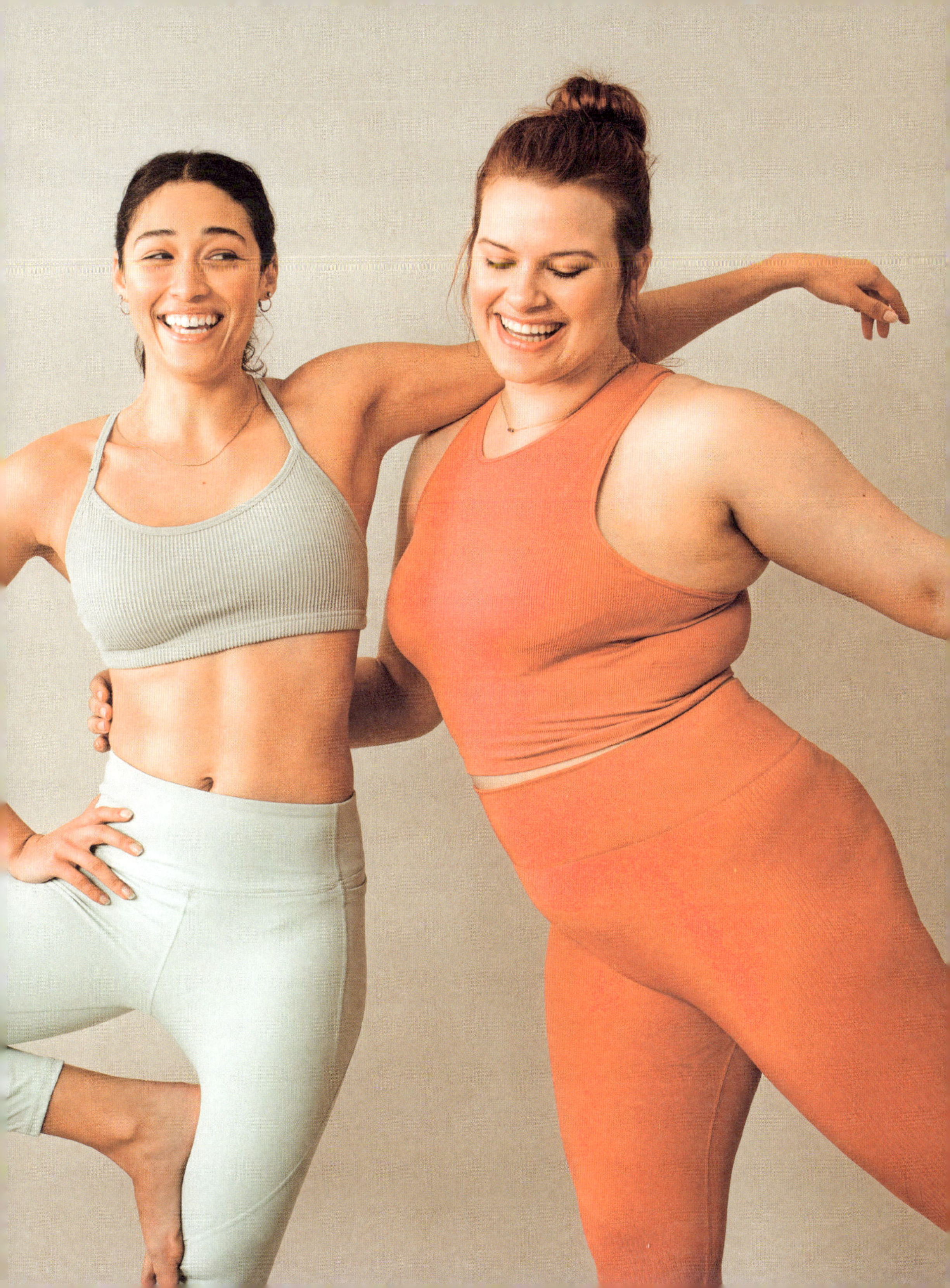

Semaine 1

Les bons réflexes pour aller aux toilettes

La continence est assurée par le système neurologique qui maintient le périnée légèrement contracté dans les positions où du poids pèse sur lui, notamment lorsque l'on éternue ou qu'une hyperpression s'exerce. Mais lorsque la vessie est pleine, elle envoie différents messages au cerveau pour vous prévenir qu'il va falloir aller aux toilettes de façon plus ou moins urgente. Pour permettre au périnée de bien se relâcher, voici quelques conseils :

Pour uriner

Une envie de faire pipi ? N'exercez pas de poussée avec les abdominaux ! La vessie est une poche musculaire qui en se contractant, va naturellement faire sortir les urines. En effet, lorsque nous nous asseyons détendu·e sur les toilettes, la vessie reçoit un message qui lui laisse le droit de se contracter. Lorsqu'elle se contracte et que le périnée est correctement relâché, un flux continu s'écoule accompagné d'un sentiment de bien-être. Pour permettre à votre périnée de se relâcher correctement, préférez la position accroupie ou assise mais avec les genoux plus hauts que le périnée.

Pour aller à la selle

Comme pour aller uriner, ne poussez pas sur les abdos ! C'est le rectum, par le péristaltisme (contractions musculaires), qui pousse les selles. Préférez donc une position accroupie ou assise avec les genoux plus haut, toujours pour que le périnée se relâche, et les pieds en chasse-neige.

Mes ASTUCES

Pour garder un urètre sain et éviter les cystites, apprenez aux petites filles à s'essuyer de l'avant vers l'arrière quand elles vont aux toilettes (ce qui empêche de déplacer des bactéries indésirables vers l'urètre). Pour les mêmes raisons, pensez à uriner après chaque rapport sexuel, qu'il y ait eu pénétration ou non.

Mini-quizz

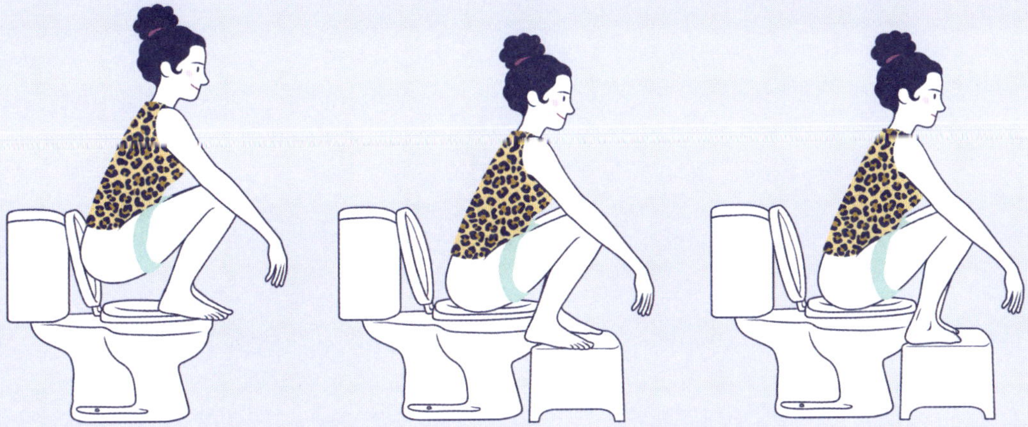

A ☐ **B** ☐ **C** ☐

☐ **1** pipi ☐ **2** caca ☐ **3** trop dangereux

A-3 ; B-1 ; C-2

Position assise

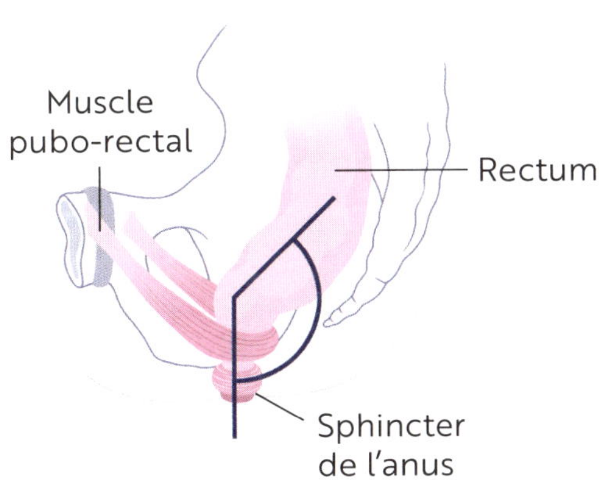

Position accroupie

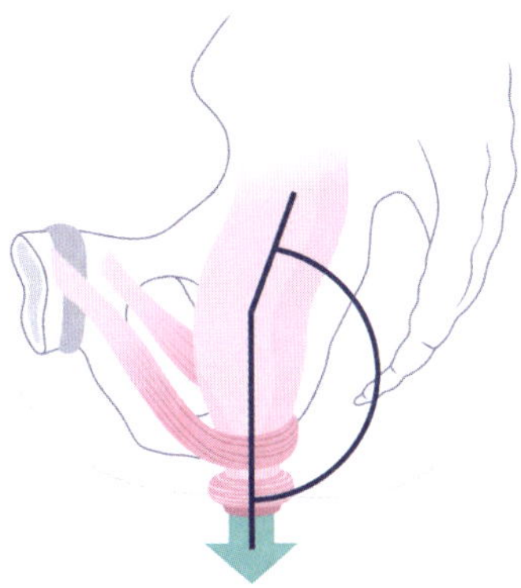

Semaine 1

OSEZ PARLER DE VOS DOULEURS

Je rencontre encore beaucoup de femmes qui pensent que c'est normal d'avoir mal ou que le problème vient d'elles et qui n'osent pas en parler. Pourtant, les pathologies sexologiques sont multifactorielles avec une composante psychologique et une composante physiologique. Cette prise de conscience est fondamentale et souvent compliquée.

Un accompagnement physique et mental

Lors des cours d'éducation sexuelle à l'école, je n'ai que le souvenir de discussions autour des maladies liées aux relations sexuelles mais il n'était jamais question du plaisir qui est censé en être la définition. Nous grandissons donc avec les images négatives liées à la sexualité, les maladies sexuellement transmissibles, le sida, les abus, les agressions... Comme vous l'avez lu précédemment, la plupart des pathologies relève de l'image que l'on a de la sexualité et de la mobilité, force et tonus du périnée. Il sera donc nécessaire de travailler sur les deux aspects en parallèle.

à SAVOIR

Il est essentiel de comprendre qu'une pathologie est multifactorielle et nécessite plusieurs types de prises en charge en fonction de chacune et des affinités avec tel ou tel type de thérapie. Avant toute chose, essayez toujours de choisir des professionnels de santé reconnus officiellement et ayant en plus une formation en sexologie.

Entourez-vous de professionnels de santé

Que ce soit pour le traitement médical de la douleur ou psychologique des traumatismes et des croyances limitantes, vous devez trouver des professionnels de santé qui vous correspondent et en qui vous avez confiance afin de vous traiter au mieux. Ce livre est un guide pour celles qui ne peuvent pas ou ne sont pas encore prêtes à consulter mais ne se substitue en rien à un véritable traitement avec un professionnel.

-1-

Le gynécologue va mettre un mot, poser un diagnostic sur le problème : vaginisme? dyspareunie? vulvodynie? Il peut aussi trouver et traiter une des causes de la douleur si une douleur initiale est à l'origine du trouble (par exemple, vaginose, endométriose, mycose...).

-2-

Le dermatologue va diagnostiquer et traiter le problème cutané s'il y en a un qui est à l'origine de la pathologie.

-3-

Le psychologue, sexologue, va travailler à retrouver et comprendre le stimulus initial qui est à l'origine d'un cercle vicieux. Choisissez aussi votre thérapeute en fonction du feeling que vous avez eu avec lui, si vous ne vous êtes pas sentie écoutée et comprise, changez-en jusqu'à trouver la personne qui vous donne confiance en l'avenir de votre traitement.

-4-

Le kinésithérapeute, ou la sage-femme, refera un bilan complet pour trouver la ou les causes, parfois des contractures musculaires dans le petit bassin, des adhérences entre le vagin ou l'utérus et les structures anatomiques autour, et travaillera dessus. Il fera aussi beaucoup d'éducation pour redonner une liaison entre la zone sexuelle et le reste du corps. Il pourra ainsi travailler l'introduction non douloureuse avec toucher vaginal ou dilatateur.

Semaine 1

SACHEZ IDENTIFIER LES TROUBLES SEXUELS

Il n'existe aucune religion, aucune culture ni aucun pays où le sexe féminin, et d'autant plus le plaisir féminin, n'est pas tabou. Résultat, vous êtes sujettes à des troubles sexuels dus pour la plupart à la peur de l'inconnu et à l'idée souvent erronée de ce qu'est l'acte sexuel. Contrairement à ce que l'on a tendance à croire, ces pathologies ne sont ni rares ni exceptionnelles, et touchent des femmes de tous les âges et de tous les milieux.

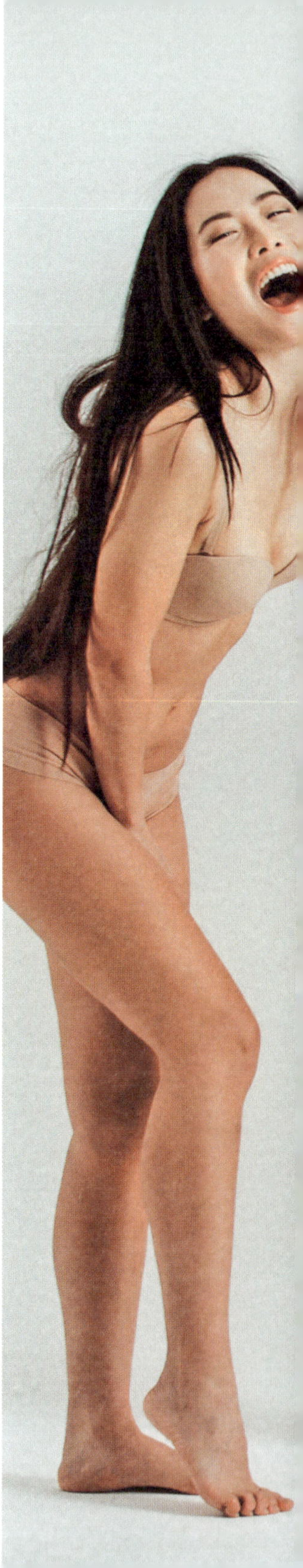

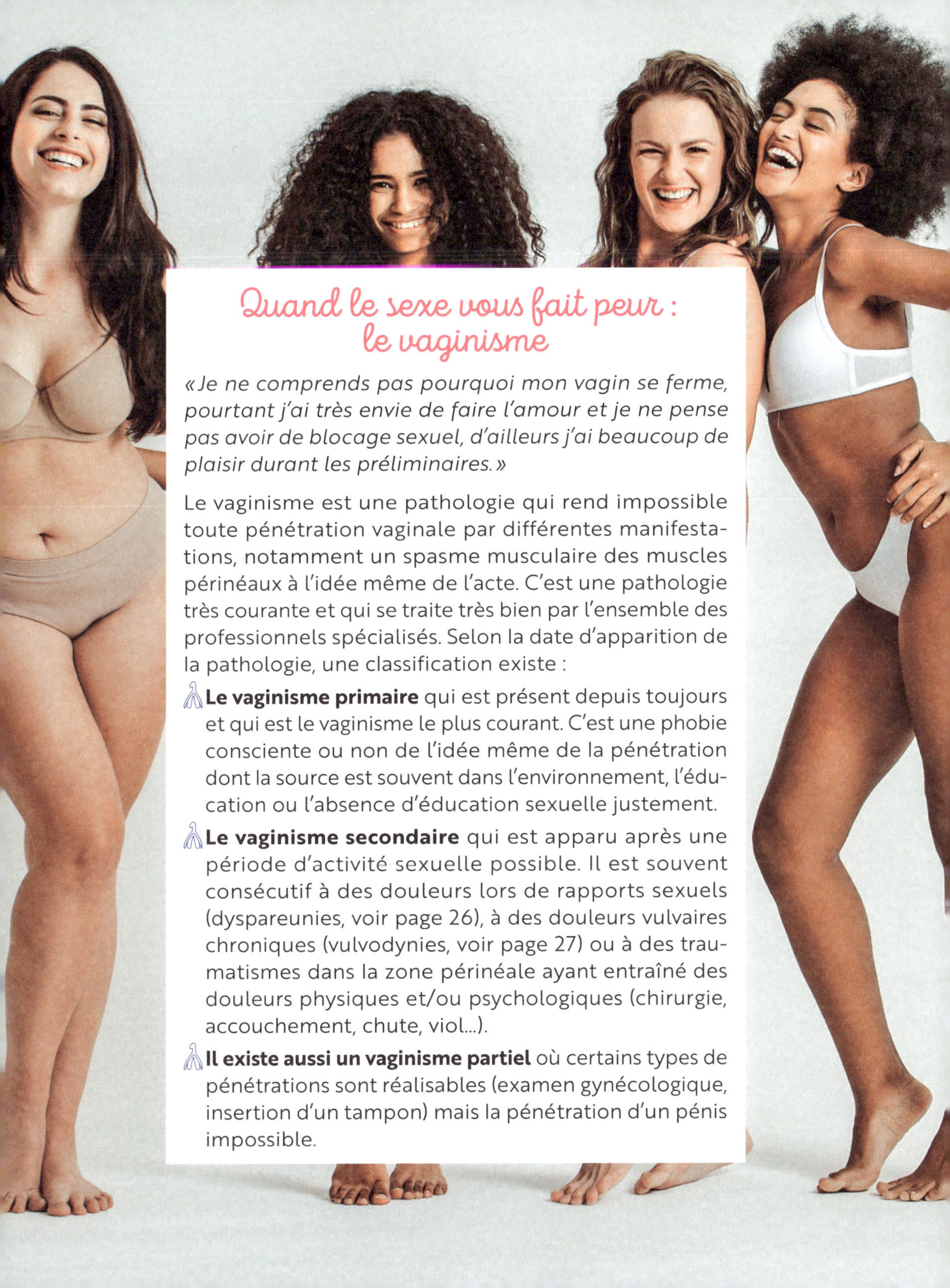

Quand le sexe vous fait peur : le vaginisme

« Je ne comprends pas pourquoi mon vagin se ferme, pourtant j'ai très envie de faire l'amour et je ne pense pas avoir de blocage sexuel, d'ailleurs j'ai beaucoup de plaisir durant les préliminaires. »

Le vaginisme est une pathologie qui rend impossible toute pénétration vaginale par différentes manifestations, notamment un spasme musculaire des muscles périnéaux à l'idée même de l'acte. C'est une pathologie très courante et qui se traite très bien par l'ensemble des professionnels spécialisés. Selon la date d'apparition de la pathologie, une classification existe :

- **Le vaginisme primaire** qui est présent depuis toujours et qui est le vaginisme le plus courant. C'est une phobie consciente ou non de l'idée même de la pénétration dont la source est souvent dans l'environnement, l'éducation ou l'absence d'éducation sexuelle justement.
- **Le vaginisme secondaire** qui est apparu après une période d'activité sexuelle possible. Il est souvent consécutif à des douleurs lors de rapports sexuels (dyspareunies, voir page 26), à des douleurs vulvaires chroniques (vulvodynies, voir page 27) ou à des traumatismes dans la zone périnéale ayant entraîné des douleurs physiques et/ou psychologiques (chirurgie, accouchement, chute, viol...).
- **Il existe aussi un vaginisme partiel** où certains types de pénétrations sont réalisables (examen gynécologique, insertion d'un tampon) mais la pénétration d'un pénis impossible.

Semaine 1

Quand le sexe vous fait mal

La dyspareunie

La dyspareunie est une douleur récurrente vulvaire et/ou vaginale lors ou après les rapports sexuels. Contrairement au vaginisme, la pénétration est encore possible mais douloureuse.

On distingue les dyspareunies primaires et secondaires en fonction de la date d'apparition par rapport au début de la vie sexuelle. Il y a aussi une contraction d'anticipation à l'idée du rapport sexuel, qui peut même aboutir à un vaginisme secondaire en l'absence de traitement si la femme se force (ou est forcée) à continuer les rapports avec pénétration. Cette pathologie est donc très handicapante et peut dégrader fortement la relation avec son ou sa partenaire et sa capacité à se sentir femme.

Cystite interstitielle

C'est une pathologie chronique de la paroi de la vessie, extrêmement douloureuse et encore méconnue. Elle peut être confondue avec une infection urinaire. Ses symptômes sont l'envie fréquente d'uriner, de jour comme de nuit, et même juste après avoir vidé sa vessie.

La vulvodynie

La vulvodynie est une douleur chronique vulvaire non liée au rapport sexuel. Les douleurs de ses pathologies peuvent être décrites comme des sensations de brûlure intense, d'irritation, de tiraillement, de fourmillement et peuvent être la conséquence de problèmes cutanés chroniques douloureux (lichen, mycoses récidivantes, cicatrice de chirurgie de la vulve ou d'épisiotomie). Elle comprend :

- La vulvovestibulite ou vestibulodynie, qui entraîne une douleur focalisée au niveau du vestibule (une zone précise à l'entrée du vagin). Elle est augmentée par le contact (le frottement des textiles par exemple ou la position assise), le plus souvent chez la jeune fille.
- La vulvodynie dysesthésique peut concerner plus largement toute la zone vulvaire et apparaître de façon spontanée, sans déclencheur, principalement chez la femme ménopausée.

La puddendalgie

La puddendalgie se caractérise par une douleur aiguë – de type brûlure, décharge électrique, piqure d'aiguille… – qui peut concerner toutes les zones innervées par le nerf puddendal : zone anale, péri-anale, ampoule rectale, vulve, urètre, clitoris, pénis, vessie. Le dysfonctionnement du nerf peut avoir plusieurs origines : traumatique (chirurgie ou accouchement) ; musculaire (contracture sur le trajet du nerf) ou neuropathique. Les patientes ont souvent du mal à se faire diagnostiquer car il n'y a pas de troubles apparents « objectivables » qui pourraient correspondre à leur ressenti. Le diagnostic est souvent posé après une échographie pelvienne.

Semaine 1

Quand le sexe ne vous fait rien

L'absence de sensation

J'ai eu une patiente qui ne ressentait rien pendant des années alors qu'elle était suivie depuis le début de sa vie sexuelle; je me suis rendu compte qu'elle présentait une sorte de « vaginisme » (qui n'avait jamais été diagnostiqué), un spasme à la pénétration, mais sur un périnée trop faible, qui permettait la pénétration mais sans provoquer aucune sensation. Nous avons donc travaillé, comme pour un vaginisme, sur l'image de la sexualité, ainsi que sur la mobilité du périnée pour parvenir à une sensibilité retrouvée, après des années de traitements inadaptés. Il est important d'être à l'écoute de ses ressentis, faites-vous confiance et, si vous ne constatez aucune amélioration, même légère, n'hésitez pas à consulter un nouveau professionnel de santé.

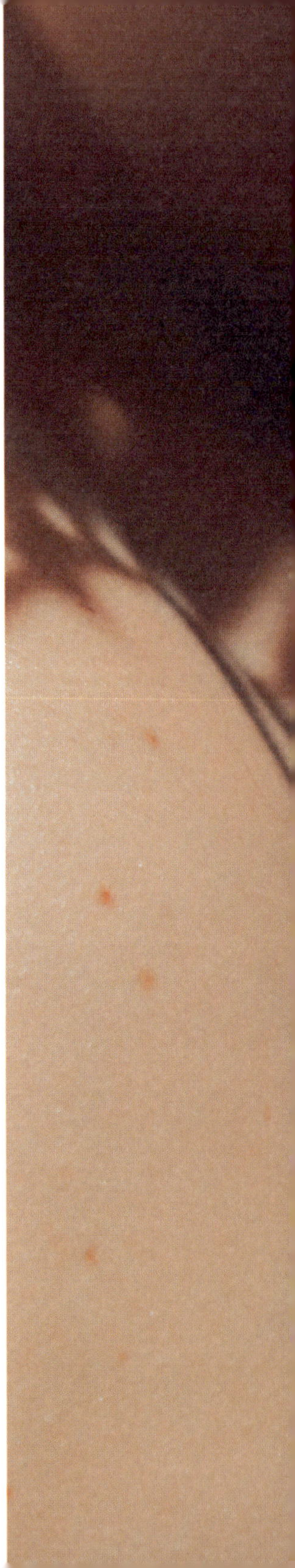

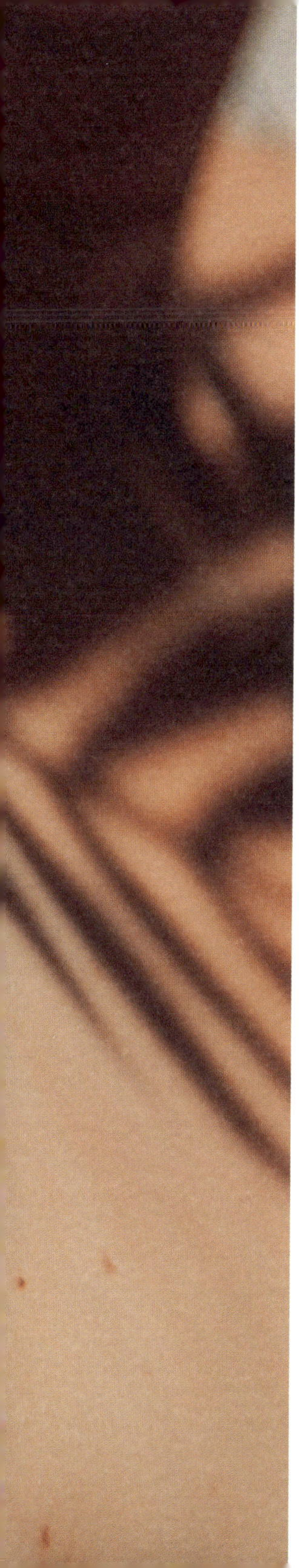

Anorgasmie

L'anorgasmie présente de nombreuses variantes et les traitements seront donc très variés : de la simple éducation à la thérapie de couple. Je pense que les femmes anorgasmiques, encore plus que les autres, sont ignorées. Elles sont toujours orientées en psy mais peut-être que si on réalisait plus d'examens on pourrait mettre en évidence, comme pour d'autres pathologies, des malformations ou dysfonctions, notamment au niveau du clitoris. Voici les variantes :

- L'anorgasmie primaire : la femme qui n'a jamais connu d'orgasme.
- L'anorgasmie secondaire : c'est l'impossibilité d'obtenir un orgasme après une période sexuelle ou cela était possible.
- L'anorgasmie totale : aucune stimulation ne mène à l'orgasme, même pas la masturbation.
- L'anorgasmie en couple : lorsque la femme arrive à obtenir un orgasme seule ou avec quelqu'un d'autre mais pas avec son partenaire habituel.
- L'anorgasmie coïtale : lorsque la femme arrive à obtenir des orgasmes avec son ou sa partenaire mais pas pendant une pénétration.

Mes ASTUCES

Si vous arrivez à obtenir des orgasmes par la masturbation mais pas avec votre partenaire, vous pouvez essayer de communiquer et de lui apprendre ce qui vous donne du plaisir. Vous pourrez ainsi travailler sur la confiance et le lâcher-prise. Enfin, il faut aussi savoir considérer que l'orgasme n'est pas une obligation pour avoir un rapport sexuel satisfaisant.

Semaine 1

EN PRATIQUE

Exercice 1
JOURNAL SEXTIME

Prenez un cahier qui vous suivra durant toutes ces semaines et rédigez-y ce qui pourrait être amélioré dans votre sexualité. Prenez votre temps pour répondre et relisez ce cahier au début de chaque séance pour noter ce qui vous semble évoluer, mais aussi ce que vous avez oublié et qui peut surgir ou remonter lors des différents exercices pratiqués.

- Pour celles qui souffrent de vaginisme ou de dyspareunies : pourquoi, à votre avis, votre corps refuse-t-il la pénétration ? Si vous avez peur de cette pénétration, pourquoi ? Avez-vous peur d'avoir mal ? Pourquoi pensez-vous que cela peut être douloureux ? Avez-vous peur d'une grossesse ? Avez-vous déjà eu des douleurs ? Avez-vous subi une chirurgie dans cette zone ? Avez-vous été victime d'une agression ? Avez-vous déjà eu du plaisir par pénétration avant ? Seule ? Avec un sextoy ? Avec un·e autre partenaire ? Quel a été l'élément déclencheur ?

- Pour celles qui ne peuvent pas non plus avoir de rapport externe : Pourquoi ? Connaissez-vous votre zone périnéale ? Est-ce que cette zone vous dégoûte ? Si oui, pourquoi ? Avez-vous peur de votre corps ? Le trouvez-vous désirable ? Pensez-vous que quelqu'un peut le trouver désirable ? Éprouvez-vous du désir ? Avez-vous peur de faire confiance ? Avez-vous peur de perdre le contrôle ? Pourquoi ?

- Pour celles qui ont un·e partenaire : avez-vous confiance en votre partenaire ? Avez-vous peur de le·la décevoir ? Vous sentez-vous obligée d'avoir des rapports sexuels pour ne pas le·la perdre ? Ressentez-vous du désir pour cette personne ? Est-ce bien ce désir qui vous pousse à envisager un rapport sexuel ?

Exercice 2

MES PETITS PLAISIRS

Pensez à vous, essayez de noter sur votre cahier ce que vous aimez dans la vie, ce qui vous détend, ce qui vous fait du bien, ce qui vous fait plaisir... Sans vous attarder sur le fait de rendre quelqu'un d'autre heureux, concentrez-vous sur votre bien-être; des petits plaisirs égoïstes (que ce soit culinaire, regarder une série, vous faire faire un soin, lire un livre...) et essayez de prendre le temps tous les jours de garder une plage horaire pour vous chouchouter et ceci le plus durablement possible, pas uniquement le temps de la lecture de ce livre.

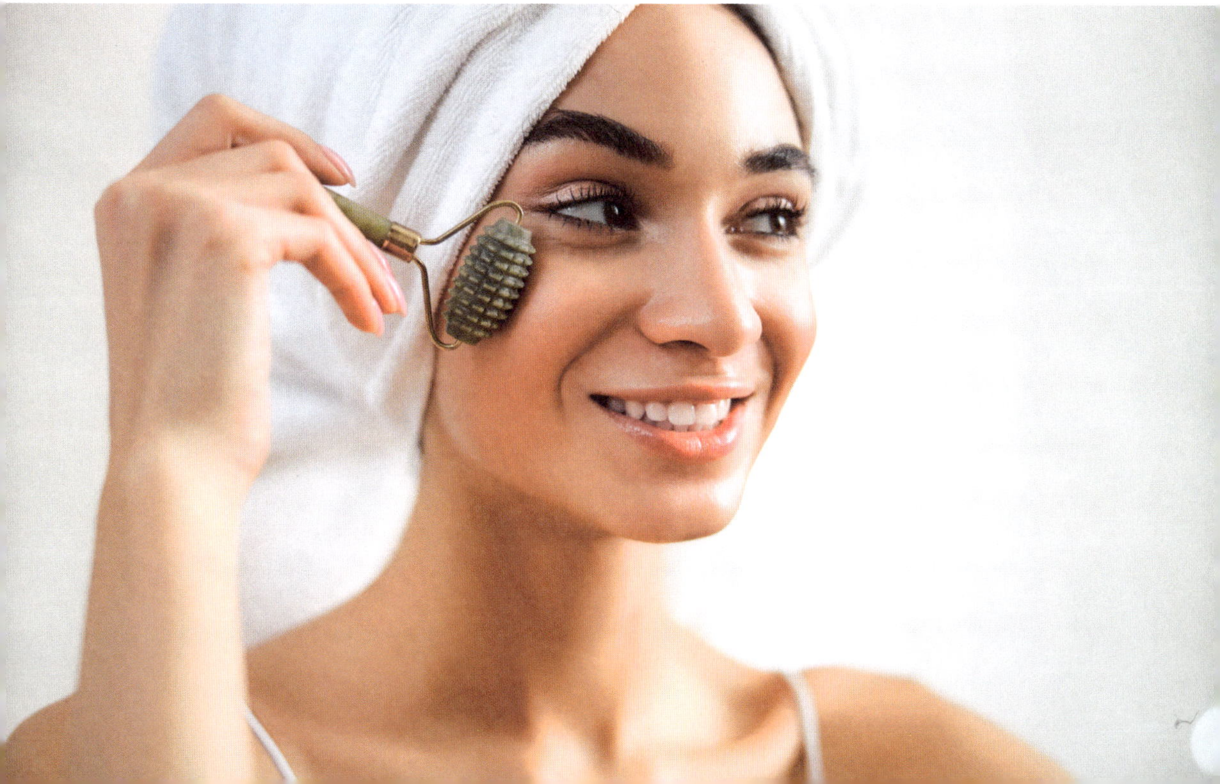

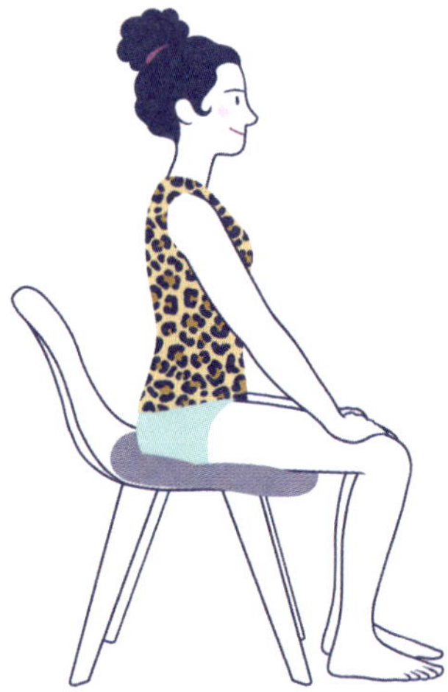

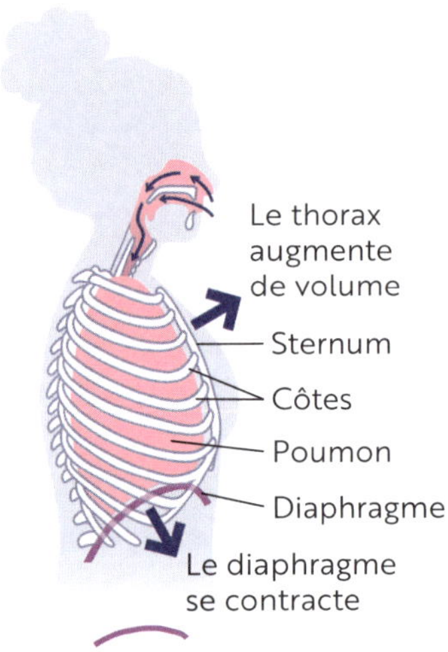

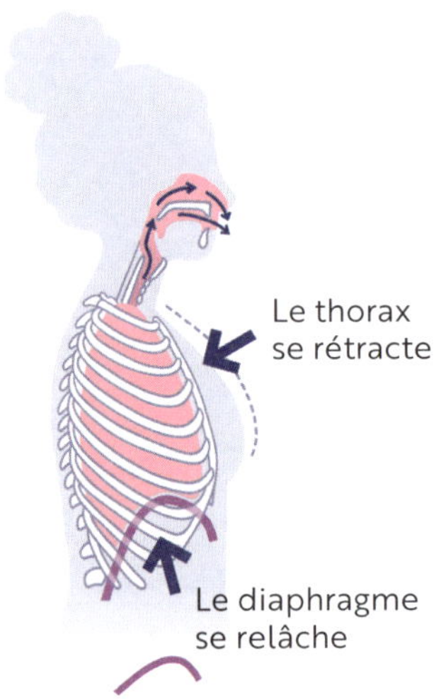

Exercice 3
COHÉRENCE CARDIAQUE

5 mn à renouveler si besoin

Cet exercice se fera en position assise sur une chaise le dos droit, les deux pieds à plat au sol, écartés de la largeur des hanches. La cohérence cardiaque est un rythme respiratoire particulier dont l'objectif est d'apaiser et qui consiste à inspirer durant 5 secondes et expirer durant 5 secondes sur un cycle de 5 minutes.

1- Inspirez par le nez lorsque les conditions le permettent (par la bouche si vous êtes enrhumée) et expirez bouche ouverte sans pincer vos lèvres en gardant votre bouche détendue, ou par le nez si c'est possible, suivant ce qui vous paraît le plus fluide.

2- Vous pouvez vous concentrer sur le trajet de l'air dans vos poumons. Essayez de remplir tout le volume disponible. Si vous avez du mal à tenir le rythme, il existe de nombreuses applications téléchargeables, avec musique ou non pour vous accompagner.

3- Concentrez-vous sur les mouvements de la cage thoracique en essayant d'accentuer l'ouverture des côtes, la montée du sternum et l'écartement des omoplates. Soyez attentif à garder le relâchement dans votre abdomen, vos épaules et votre mâchoire.

Si le cycle de 5 mn ne vous a pas assez détendue, n'hésitez pas à recommencer et à faire deux cycles consécutifs. Cet exercice peut être fait 3 fois par jour pour une détente globale et chaque fois que nécessaire dans une situation anxiogène.

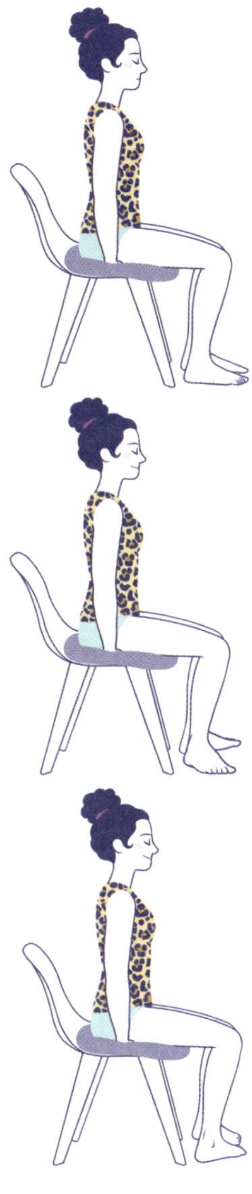

Exercice 4
MOBILITÉ PÉRINÉALE

⏱ 5 mn à renouveler si besoin

Je précise que pour cette étape vous n'avez pas besoin de visualiser précisément le périnée au niveau anatomique. Le travail de cette première semaine concerne uniquement le ressenti, nous nous pencherons de façon plus précise sur l'anatomie à l'étape suivante.

1 - Asseyez-vous sur un fauteuil ou sur une chaise avec vos mains sous vos ischions. Les ischions sont la partie « pointue » des fesses et sont placés sur vos paumes de mains avec vos doigts qui se rejoignent vers le centre du périnée. Les pieds sont à plat sur le sol, parallèles et écartés de la largeur des hanches.

2 - Essayez de ressentir les mouvements de vos doigts qui sont en contact avec le périnée à travers les vêtements. Essayez d'identifier quand le périnée descend et appuie dans vos doigts ; c'est le relâchement qui est censé se produire durant l'inspiration.

3 - À l'expiration, le périnée remonte et exerce moins de pression sur vos doigts, il se contracte. Vous ne devez rien contracter volontairement mais juste ressentir le mouvement subtil de votre périnée pour savoir identifier où il se trouve et comment il bouge.

4 - Ensuite vous pouvez essayer de ressentir, avec les pieds toujours au sol, talons écartés de la largeur des hanches mais pieds ouverts, puis la même chose avec les pieds fermés. Essayez de ressentir les différences dans les trois positions.

Semaine 1

Exercice 5

LE PÉRINÉE AU QUOTIDIEN

Une minute par ci par là

Il est important de travailler sur votre ressenti au quotidien. Arrêtez-vous de temps en temps dans votre journée et posez-vous les questions suivantes : Ma vessie est-elle vide ? Pleine ? Et mon rectum ? Mon périnée est-il contracté ou détendu ?

Le périnée au quotidien est censé être relâché et il se contracte de façon réflexe lors d'efforts, cri, toux, éternuement, port de charges lourdes mais aussi lorsque la vessie est pleine ou le rectum (par exemple lorsqu'il faut retenir un gaz). Afin de vous réapproprier vos sensations, faites des pauses de quelques secondes dans votre journée pendant lesquelles vous pouvez aussi identifier le relâchement ou non de vos épaules, de votre mâchoire, de vos fessiers etc.

Exercice 6

CONTRACTION DU PÉRINÉE

5 minutes

Dans les mêmes positions que l'exercice 4 et avec une respiration lente et profonde en inspirant par le nez et en expirant par la bouche, essayez sur le temps de l'expiration de contracter votre périnée sans bouger le reste du corps et essayez de ressentir sa contraction volontaire. Je vous conseille cet exercice si vous pensez avoir un périnée trop faible. Il faudra le répéter 3 fois 5 mn par jour, avec une contraction maximale maintenue 5 secondes et un temps de repos de 10 secondes entre deux contractions.

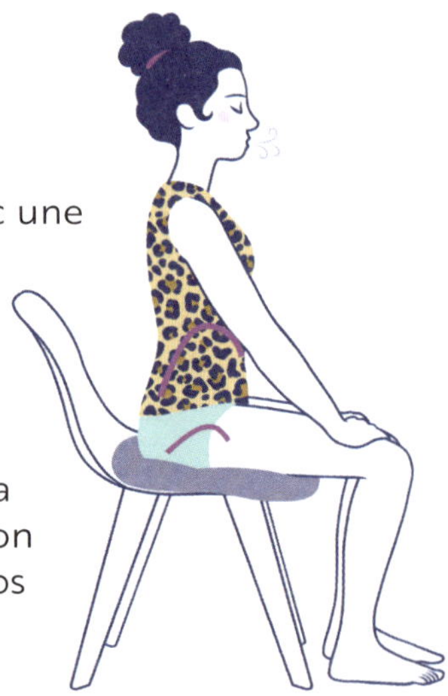

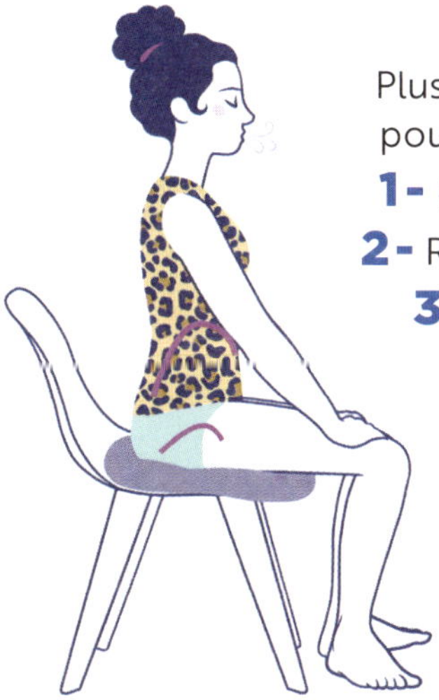

Plusieurs images peuvent être utilisées pour réaliser cet exercice :

1 - Fermer les lèvres à l'entrée du vagin

2 - Retenir une envie de faire pipi

3 - Retenir un gaz

4 - Fermer l'anus

5 - Rapprocher les ischions l'un vers l'autre

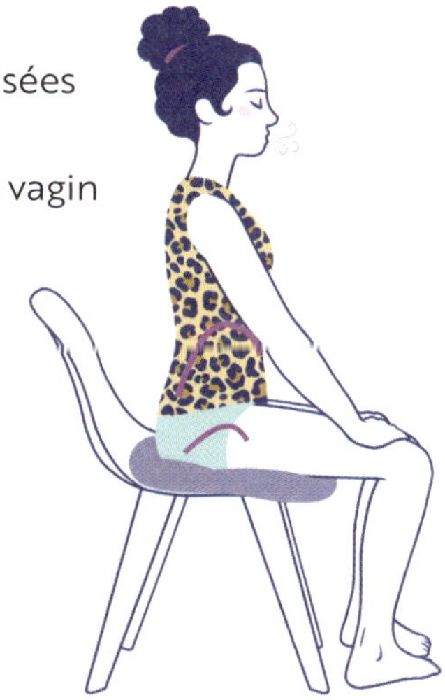

Exercice 7

COMMUNICATION OU AUTOMASSAGE

5 minutes

Cet exercice peut être pratiqué avec votre partenaire. Si vous êtes seule, vous allez découvrir les bienfaits de l'automassage.

1 - Prenez 5 minutes pour vous masser, un jour l'un, un jour l'autre, en ne vous concentrant que sur une seule zone.

2 - Vous pouvez par exemple choisir de lui masser la main le premier jour, en essayant des caresses, des pressions, des étirements, dans différentes directions, et lui demander de vous dire ce qu'il·elle aime, ce qu'il·elle apprécie moins, si vous devez appuyer plus fort, moins fort, aller plus vite, moins vite, avec quel produit, de l'huile, de la crème...

3 - La fois suivante, c'est votre partenaire qui vous massera et vous qui devrez ressentir et lui communiquer ce que vous appréciez et ce que vous aimez moins. Le troisième jour, il·elle vous massera les pieds avec les mêmes directives puis vous inverserez.

Cet exercice peut sembler tout simple mais il permet de communiquer sur nos sensations sans gêne, car il concerne des zones qui ont moins d'enjeu sexuel que d'autres – à première vue –, ce qui sera très important pour la suite.

Semaine 1

Exercice 8

LIBÉRER LES TENSIONS

Pour traiter les troubles dans le fonctionnement du périnée, il sera primordial de favoriser les exercices procurant un relâchement global ou un rééquilibrage des tensions.

Bascule antéversion-rétroversion du bassin

Il est très important de travailler la mobilité du bassin dans les différentes positions comme allongée, debout, à 4 pattes, sur une chaise ou sur un ballon. En général, et quelle que soit la position, l'antéversion se pratique sur l'inspiration et la rétroversion sur l'expiration.

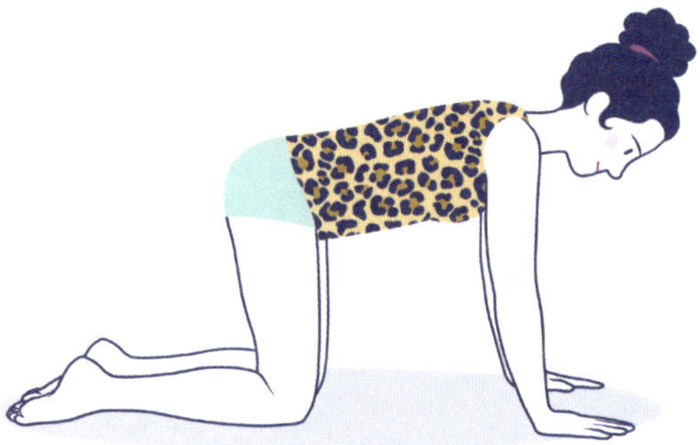

Neutre

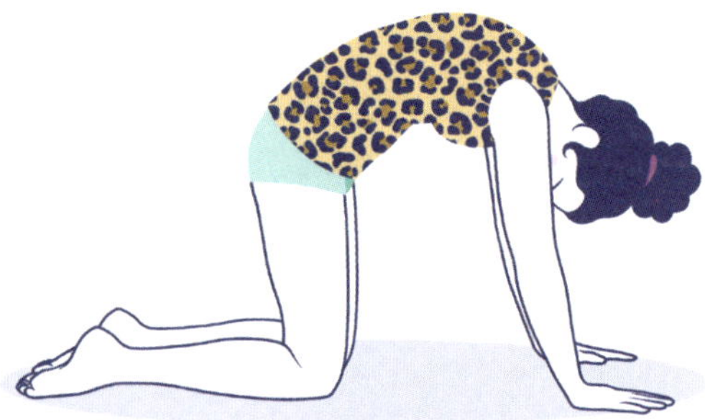

Rétroversion

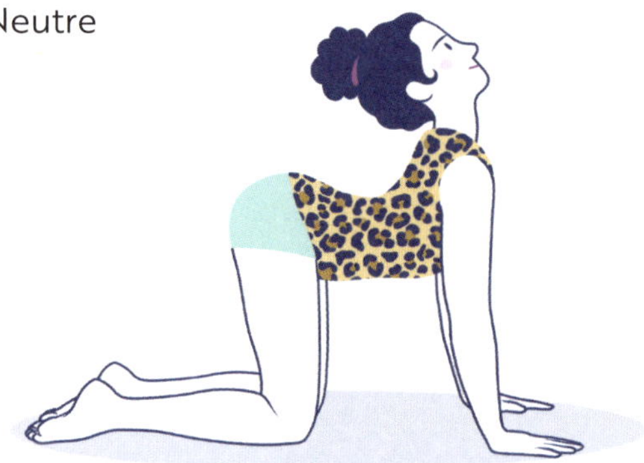

Antéversion

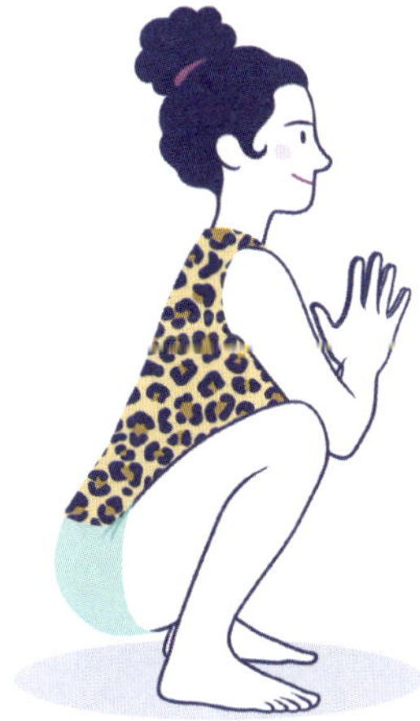

Les étirements peuvent être statiques ou dynamiques et doivent être pratiqués au minimum une minute par muscle, voire plus selon vos besoins. Durant l'étirement statique, vous ne revenez jamais à la position initiale mais vous restez sur l'inspiration dans la position obtenue à l'expiration précédente. Durant l'étirement dynamique, vous amenez la position d'étirement sur l'expiration et revenez à la position neutre à chaque inspiration.

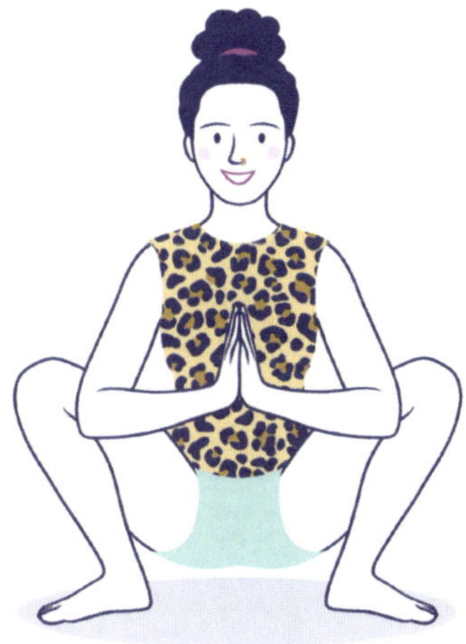

Étirement du périnée

Pratiquez la position du squat asiatique pour sentir le relâchement total de votre périnée.

1- Les talons doivent rester au sol.

2- Vous pouvez pratiquer cet étirement en dynamique en basculant votre poids d'un côté puis de l'autre.

3- Pour celles qui ont des difficultés à réaliser cette position (mobilité hanche et cheville limitée), vous pouvez vous mettre sur le dos avec les genoux repliés contre la poitrine et un pied dans chaque main pour ressentir ce relâchement périnéal. C'est la posture du « bébé heureux » !

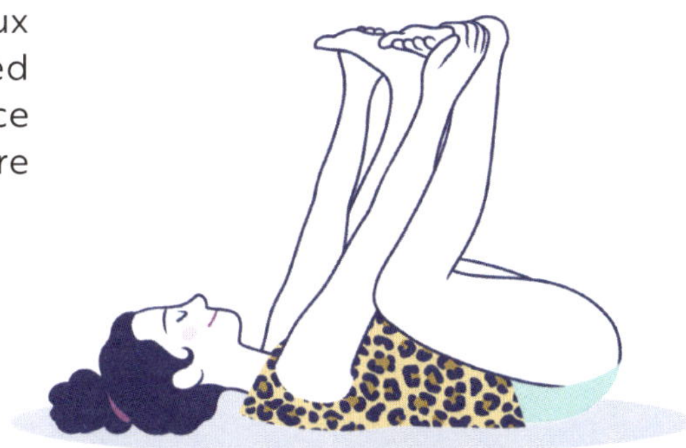

Semaine 1

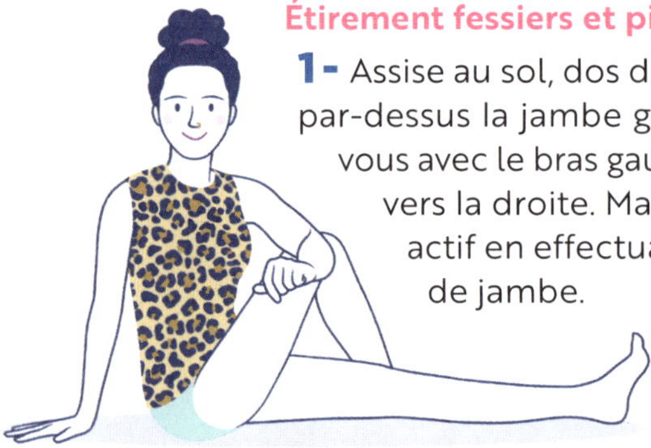

Étirement fessiers et piriforme

1 - Assise au sol, dos droit, pliez et croisez la jambe droite par-dessus la jambe gauche puis ramenez le genou vers vous avec le bras gauche, dos bien droit et buste orienté vers la droite. Maintenez ou pratiquez un étirement actif en effectuant des allers-retours. Puis changez de jambe.

2 - Allongée sur le dos, genoux fléchis et pieds au sol, posez votre cheville droite sur votre genou gauche, passez ensuite le bras droit entre vos jambes, encerclez votre genou gauche par l'arrière de la cuisse gauche ou par le tibia. Exercez une tension vers vous. Maintenez ou pratiquez un étirement actif en effectuant des allers-retours. Puis changez de côté.

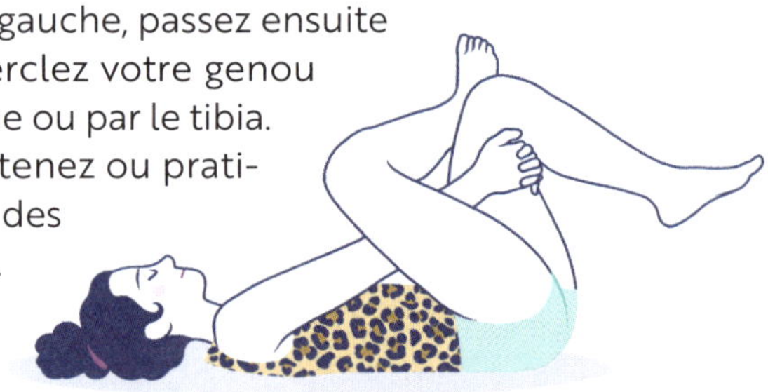

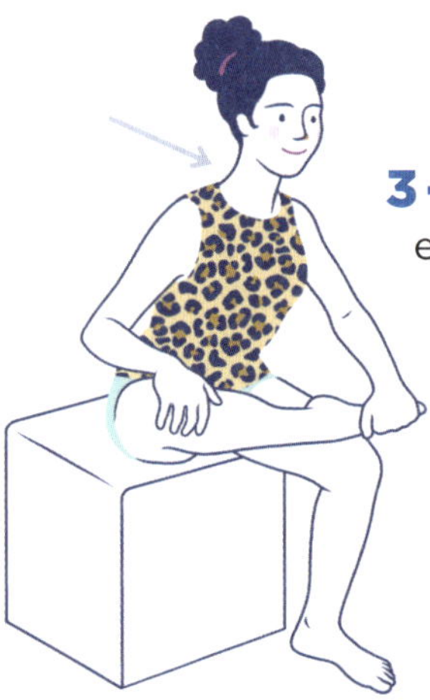

3 - Vous pouvez réaliser l'exercice en position assise en mettant vos fesses au bord de la chaise. Posez la cheville droite sur le genou gauche et, en maintenant votre dos en autograndissement, inclinez-vous vers l'avant jusqu'à ressentir la tension (dans la fesse). Maintenez ou pratiquez un étirement actif en effectuant des allers retours. Puis recommencez de l'autre côté.

Étirement du psoas

1- Mettez-vous en position de « chevalier servant » : gardez votre bassin rétroversé et aligné, c'est-à-dire qu'il ne doit pas basculer vers l'avant ni s'incliner à droite ou à gauche.

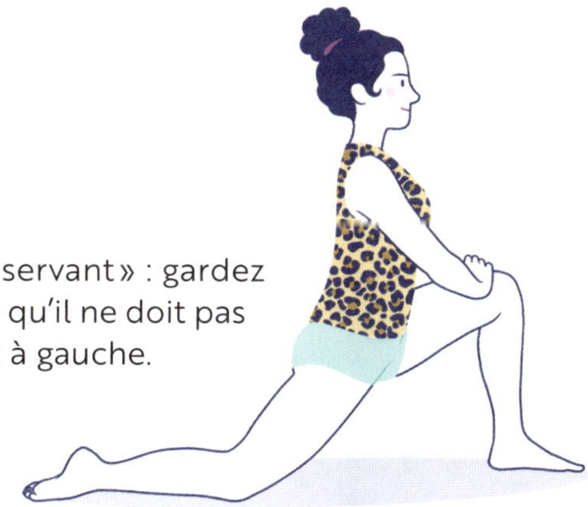

2- Vous pouvez ensuite avancer votre corps jusqu'à sentir la tension en avant de la hanche. Maintenez ou pratiquez un étirement actif en effectuant des allers-retours.

3- Si vous avez des douleurs de genoux vous pouvez le faire avec l'appui arrière uniquement sur le pied mais faites bien attention à l'alignement de votre bassin.

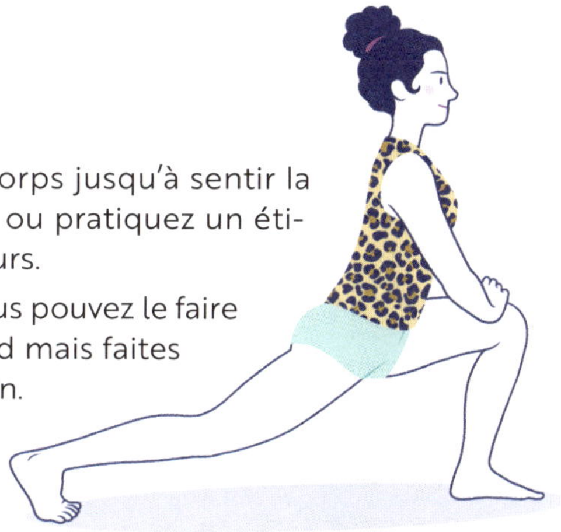

4- Vous pouvez aussi, une fois votre corps incliné vers l'avant, faire une rotation du tronc vers la jambe arrière avec le bras tendu vers le haut, la main tirant vers le ciel et votre regard vers le ciel lui aussi.

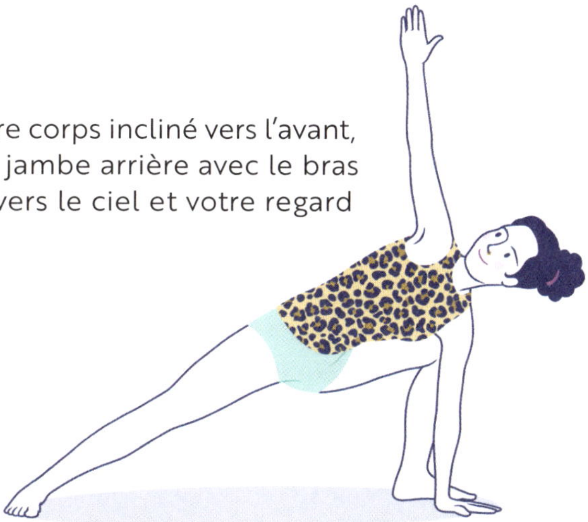

Semaine 1

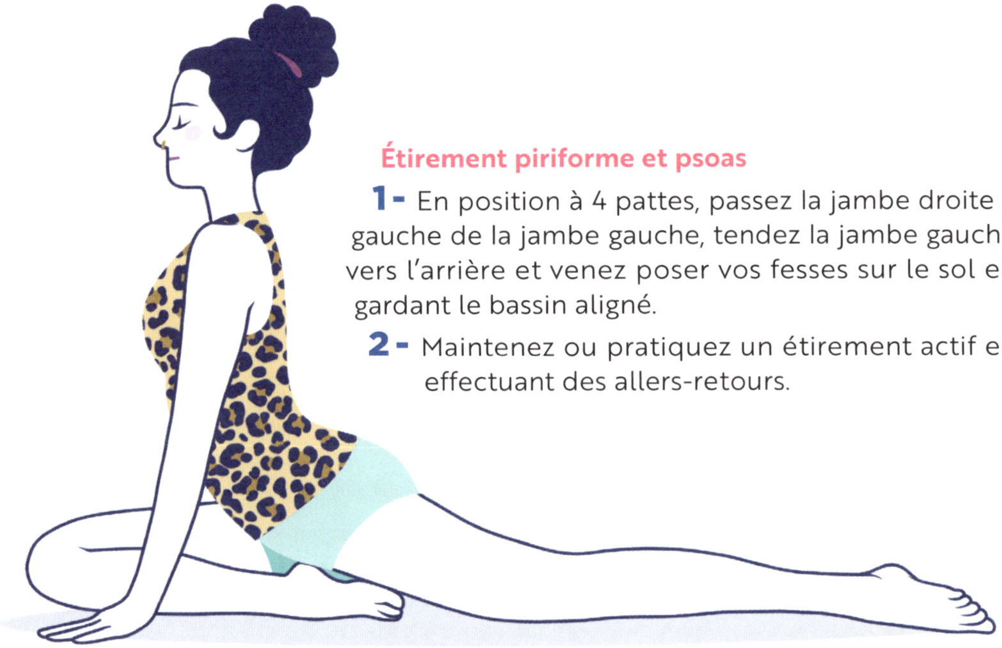

Étirement piriforme et psoas

1- En position à 4 pattes, passez la jambe droite à gauche de la jambe gauche, tendez la jambe gauche vers l'arrière et venez poser vos fesses sur le sol en gardant le bassin aligné.

2- Maintenez ou pratiquez un étirement actif en effectuant des allers-retours.

Étirement du bas du dos

1- Posture de l'enfant, jambes en ouverture ou en fermeture.

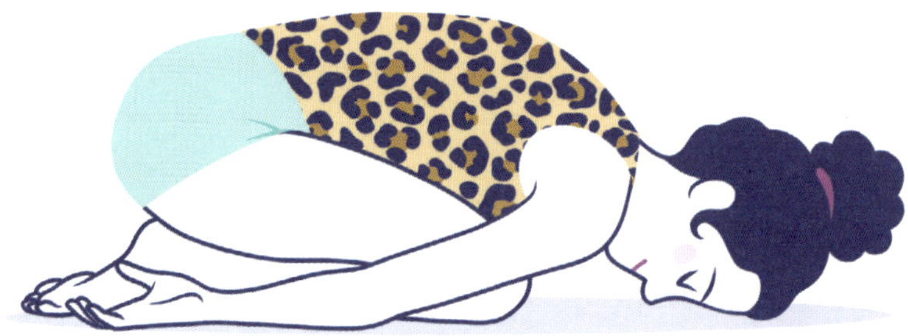

2- Même position mais bras tendus en allongeant les mains vers l'avant et dans le sol. Maintenez en respirant amplement.

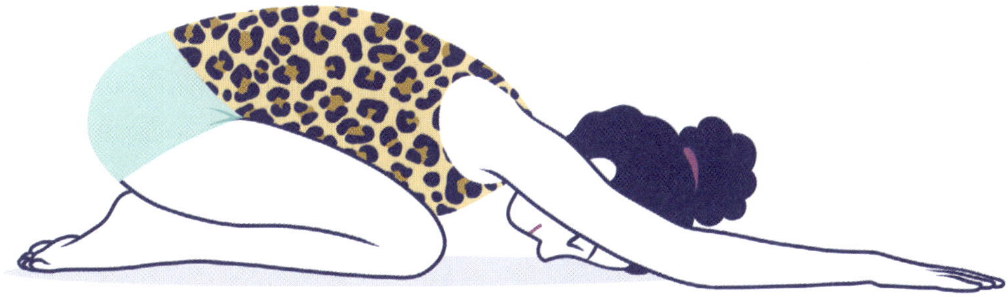

3- En position allongée sur le dos, ramenez vos genoux vers la poitrine en les tirant vers vous. Maintenez ou pratiquez un étirement actif en effectuant des allers-retours.

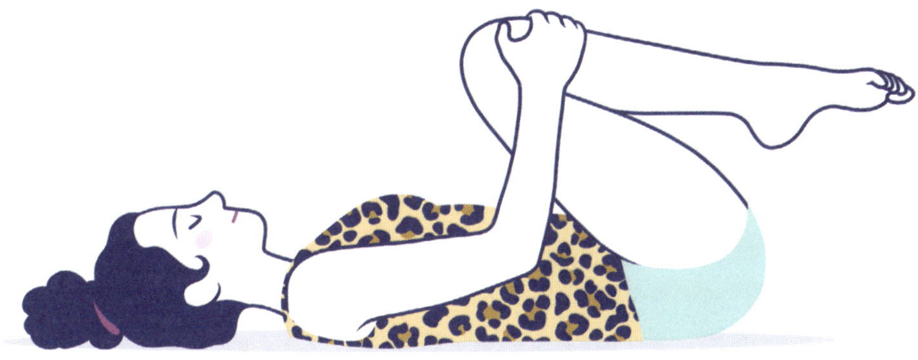

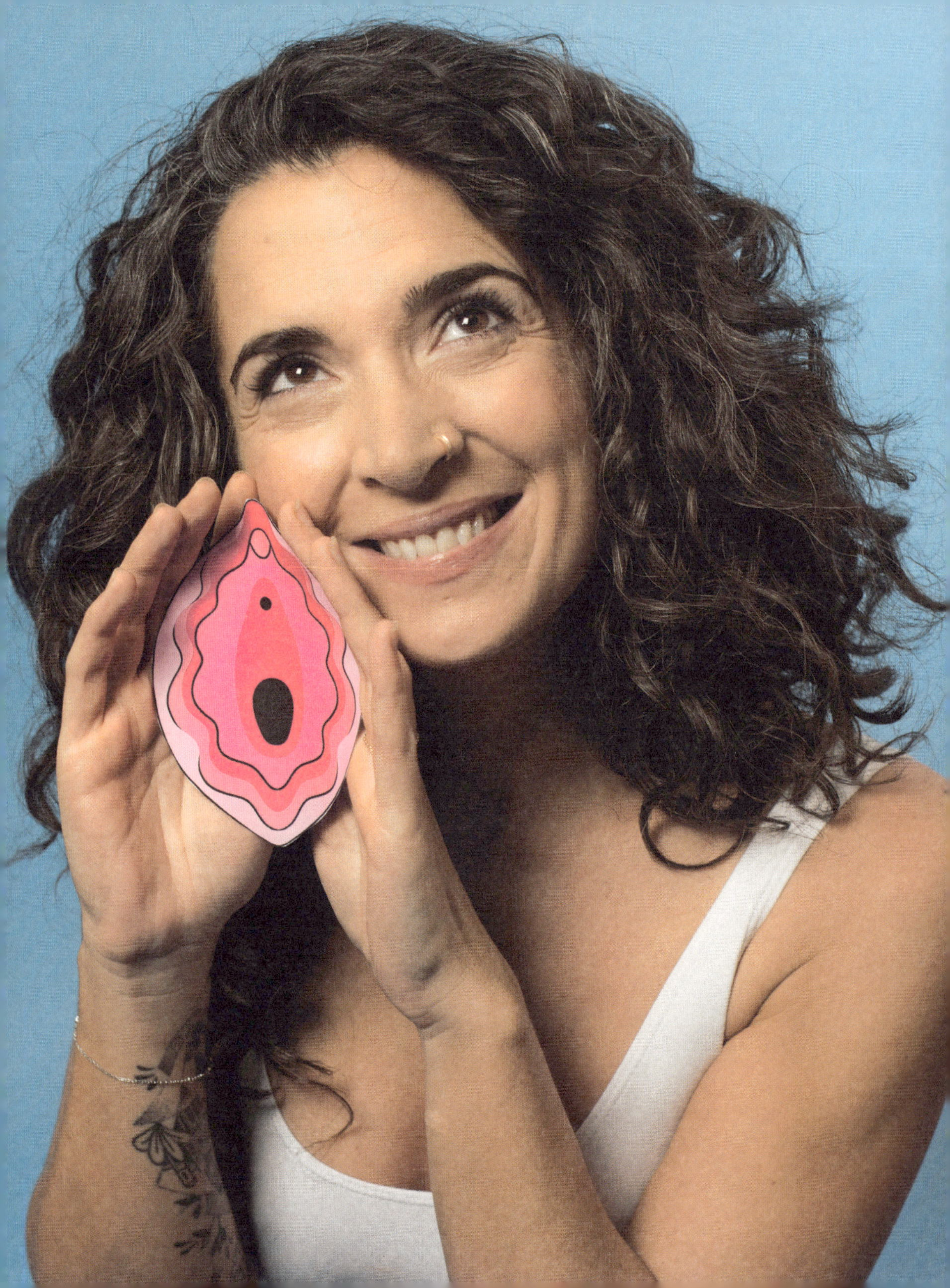

Semaine 2

« SEX » PLORER ET PRENDRE SOIN DE SA VULVE

Eh oui, notre vulve ? C'est une partie primordiale de notre anatomie et pourtant... Sauriez-vous la dessiner ? Pour la plupart d'entre vous, je pense que la réponse est non. Alors que nous savons toutes dessiner un pénis, sans aucun doute sur sa morphologie... Souvent, nous ne l'avons même jamais regardée. Elle est certes moins accessible que son équivalent masculin, que ce soit visuellement ou tactilement, mais cette zone revêt tant de rôles qu'elle est réellement une partie essentielle dont nous nous servons tous les jours sans même connaître son fonctionnement, que ce soit pour aller aux toilettes ou pour notre sexualité. De nombreuses patientes m'avouent avoir découvert leur sexe avec la préparation à l'accouchement, voire même après, lors de la rééducation périnéale. Je vous propose donc de partir à la découverte de cette zone cruciale de votre vie.

Semaine 2

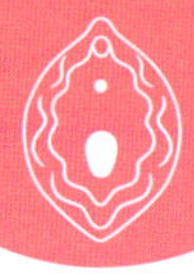

MIEUX CONNAÎTRE SA VULVE

La **vulve** est la partie visible des organes sexuels féminins. Elle comprend les lèvres externes et les lèvres internes, qui entourent le méat urinaire, la partie externe du clitoris et son capuchon, ainsi que l'entrée, ou vestibule, du vagin. Mais saviez-vous qu'en plus de sa dimension érogène, votre vulve a aussi une fonction protectrice de la flore – donc de la santé – vaginale ?

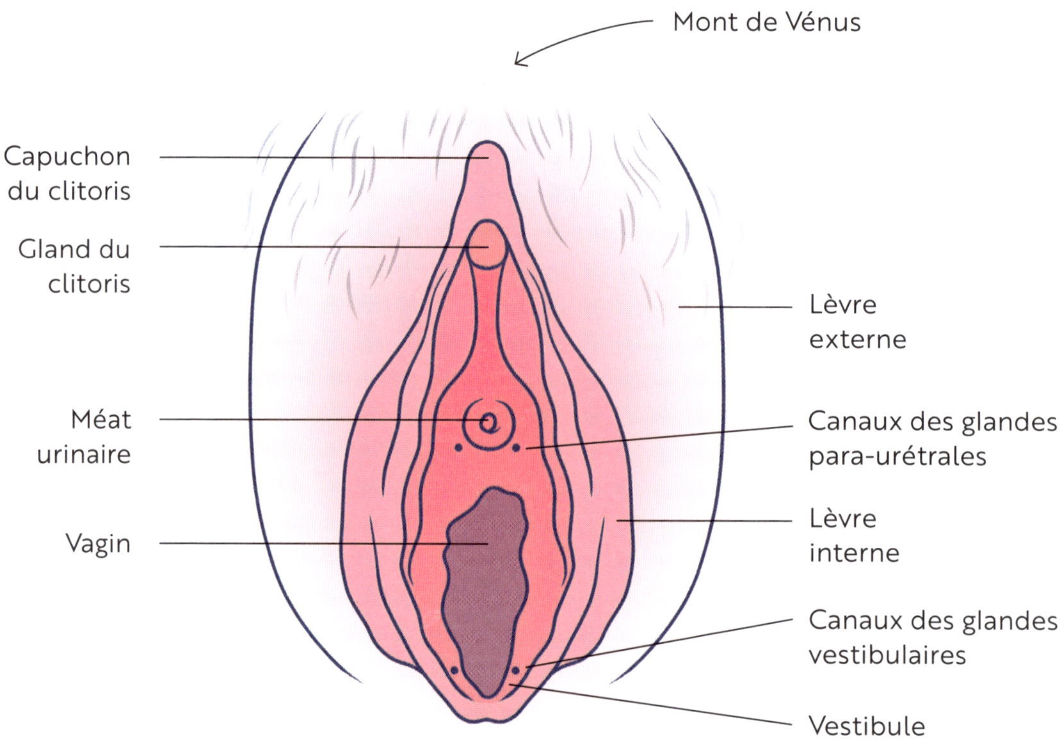

Stop aux complexes !

Une vulve, c'est poilu et ce n'est pas symétrique. 38 % des femmes s'épilent pour des raisons esthétiques. 18 % d'entre elles pensent que les poils reflètent un manque d'hygiène. D'autres ont recours à la chirurgie pour reproduire un sexe prépubère. Je vous invite à comprendre que même ce qui paraît inutile est en fait... essentiel !

- **Les poils pubiens** s'étendent du mont de Vénus (partie antérieure de l'os pubien) vers l'anus en recouvrant les grandes lèvres – de façon très variable en fonction de la génétique de chacune. Ils participent à la protection de la zone vulvaire, notamment des petites lèvres qui sont une zone de muqueuse sensible !
- **Les lèvres** : les lèvres internes (anciennement « petites lèvres »), constituées d'une muqueuse humide et glabre (sans poil), protègent le clitoris, l'urètre et le vagin, elles défendent contre les infections. Les lèvres externes (anciennement « grandes lèvres ») — qui ne sont pas forcément plus grandes — protègent des frottements et se couvrent de poils à la puberté.

Semaine 2

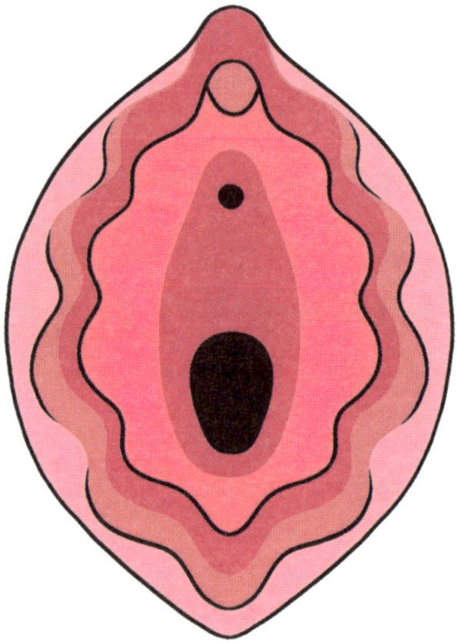

Les bons reflexes pour prendre soin de votre vulve

Il est conseillé de se laver la vulve avec des produits (sans savon) au PH adapté et de se servir de ses mains plutôt que de gants de toilette, qui sont pourvoyeurs de bactéries et potentiellement irritants. Préférez également des dessous en coton naturel et évitez de porter en permanence des vêtements trop serrés ou en matières synthétiques qui peuvent entraîner un déséquilibre de la flore. Privilégiez aussi de dormir nue ou dans des tenues amples et légères pour laisser respirer cette zone sensible.

à SAVOIR

Il faut impérativement respecter le rôle autonettoyant des sécrétions et l'équilibre de la flore vaginale. Les douches vaginales, même à l'eau claire, sont déconseillées car elles éliminent les défenses naturelles de cette paroi et la fragilisent. Et ne parlons pas des produits d'hygiène intime qui, appliqués à l'intérieur du vagin, ont une action décapante et sont donc à proscrire.

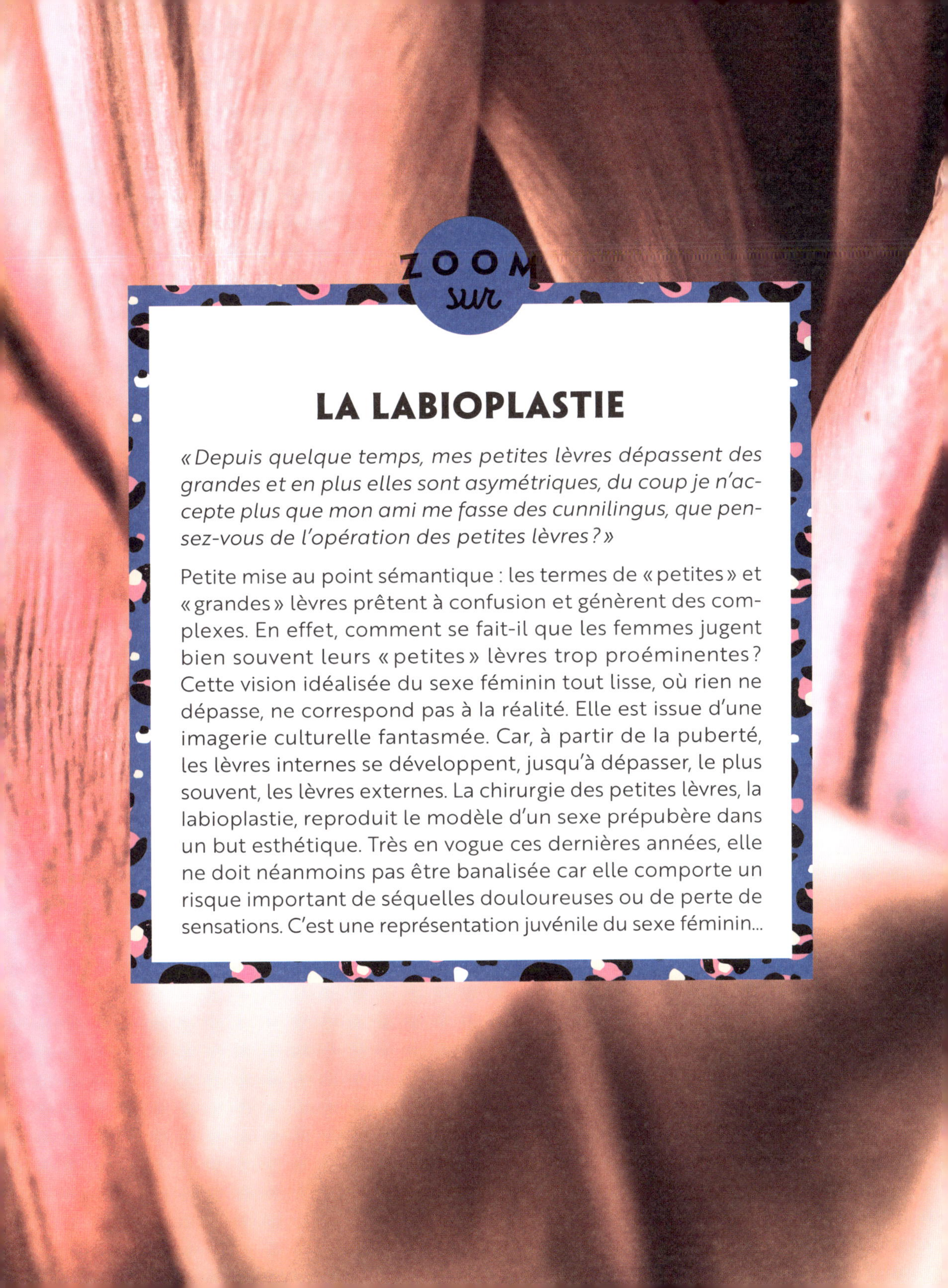

ZOOM sur

LA LABIOPLASTIE

« Depuis quelque temps, mes petites lèvres dépassent des grandes et en plus elles sont asymétriques, du coup je n'accepte plus que mon ami me fasse des cunnilingus, que pensez-vous de l'opération des petites lèvres ? »

Petite mise au point sémantique : les termes de « petites » et « grandes » lèvres prêtent à confusion et génèrent des complexes. En effet, comment se fait-il que les femmes jugent bien souvent leurs « petites » lèvres trop proéminentes ? Cette vision idéalisée du sexe féminin tout lisse, où rien ne dépasse, ne correspond pas à la réalité. Elle est issue d'une imagerie culturelle fantasmée. Car, à partir de la puberté, les lèvres internes se développent, jusqu'à dépasser, le plus souvent, les lèvres externes. La chirurgie des petites lèvres, la labioplastie, reproduit le modèle d'un sexe prépubère dans un but esthétique. Très en vogue ces dernières années, elle ne doit néanmoins pas être banalisée car elle comporte un risque important de séquelles douloureuses ou de perte de sensations. C'est une représentation juvénile du sexe féminin...

Semaine 2

TOUT SAVOIR DE NOTRE CYCLE

À partir de la puberté, le corps de la femme est soumis à des variations hormonales et physiologiques cycliques. Toutes ces variations sont guidées par les hormones : l'œstrogène, qui est responsable des signes extérieurs de la féminité et la progestérone, qui favorise le développement d'un fœtus. Découvrez le cycle menstruel dans son intégralité !

Votre puberté commence avec… les sécrétions vaginales

Elles commencent avec l'arrivée des hormones durant la puberté, et sont plus ou moins abondantes, fluides ou épaisses, opaques ou translucides, sombres ou claires en fonction de la période du cycle. Elles sont constituées :

- de la glaire cervicale qui a un rôle dans la fécondation en permettant ou non l'entrée des spermatozoïdes ;
- des pertes blanches, ou sécrétions vaginales, qui ont un rôle d'autonettoyant naturel. En descendant à travers le vagin, elles récupèrent les impuretés, ce qui permet d'équilibrer la flore vaginale.

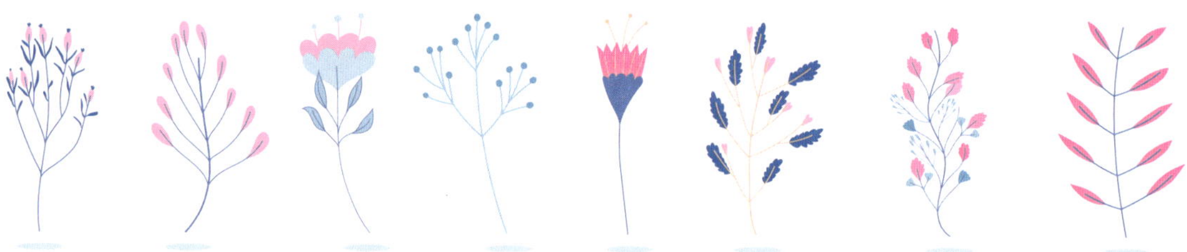

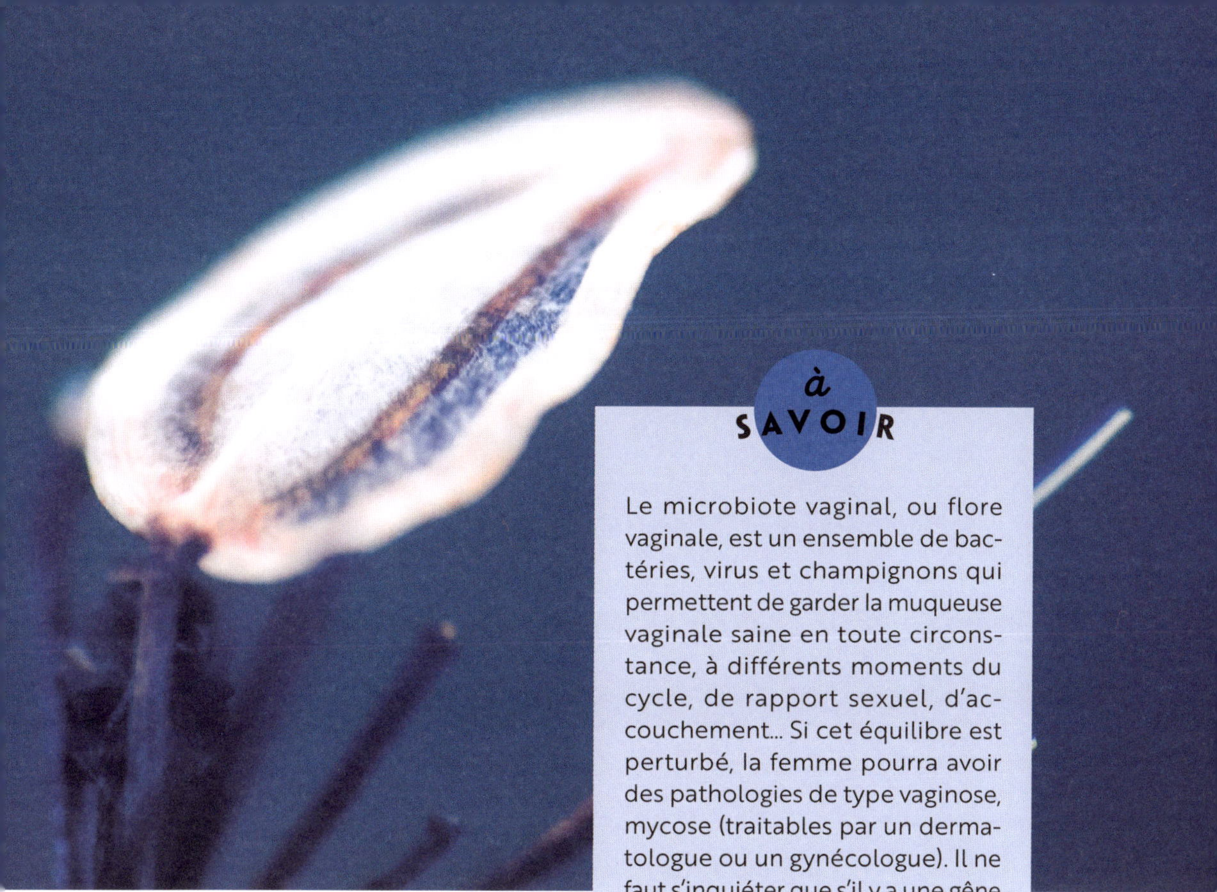

à SAVOIR

Le microbiote vaginal, ou flore vaginale, est un ensemble de bactéries, virus et champignons qui permettent de garder la muqueuse vaginale saine en toute circonstance, à différents moments du cycle, de rapport sexuel, d'accouchement... Si cet équilibre est perturbé, la femme pourra avoir des pathologies de type vaginose, mycose (traitables par un dermatologue ou un gynécologue). Il ne faut s'inquiéter que s'il y a une gêne (brûlures, douleurs ou démangeaisons), une odeur désagréable ou une couleur inhabituelle et, dans ce cas, aller consulter.

Le syndrome prémenstruel

Les jours qui précèdent nos règles sont parfois accompagnés de douleurs, d'irritabilité, de migraines, de sautes d'humeur, d'anxiété... Si ces désagréments se produisent tous les mois et sont handicapants dans votre vie par leur intensité, on parle alors de symptôme et d'un syndrome prémenstruel pathologique. La plupart des femmes sont sujettes à un syndrome prémenstruel léger à modéré qui n'est pas l'objet de consultations. S'il est trop important, vous pouvez consulter pour trouver des traitements adaptés à VOS symptômes. Certaines seront très aidées par la pilule, d'autres par des antidouleur donc consultez pour trouver ce qui vous correspond.

Semaine 2

Le jour 0, le premier jour des règles

Le cycle menstruel commence au jour 0 : c'est le premier jour des règles.. À partir de la fin des règles, l'utérus (voir page 64) se modifie, sa muqueuse s'épaissit pour se préparer à accueillir un futur ovocyte. L'ovulation marque la libération d'un ovocyte par l'ovaire.
Durant les 14 jours suivant l'ovulation, le corps se questionne sur le fait qu'il y ait eu une fécondation ou non, et s'il n'y en a pas eu, la muqueuse utérine qui n'est pas utile est libérée, c'est de nouveau le jour 0 (donc le premier jour des règles).
Aucune activité n'est déconseillée pendant les règles, vous pouvez avoir des rapports sexuels, par contre l'ovulation peut intervenir en fin de règles chez certaines femmes donc ne vous sentez pas dispensée de contraception !

Mes ASTUCES

Il existe aujourd'hui de nombreuses applications qui vous permettent de savoir chaque jour à quel niveau de votre cycle vous vous situez ! Je trouve ça très intéressant pour les étourdies comme moi, car ça nous rappelle entre autres quand nos règles sont censées arriver.

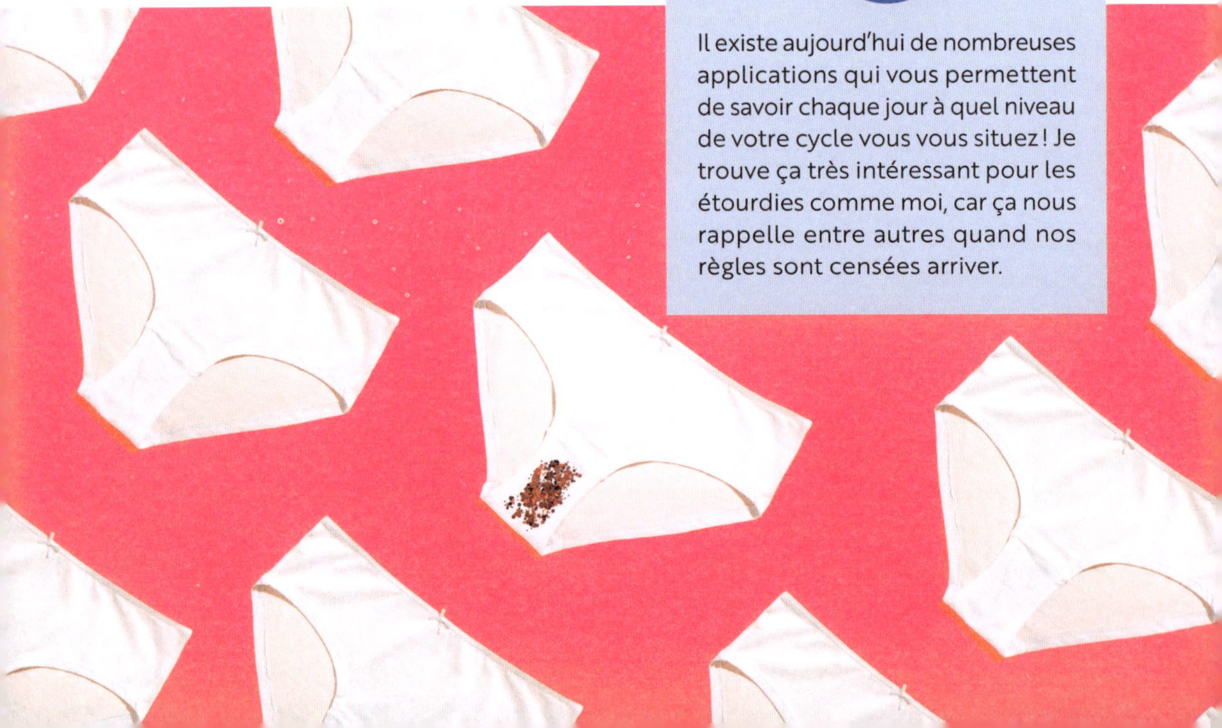

ZOOM sur

L'ENDOMÉTRIOSE

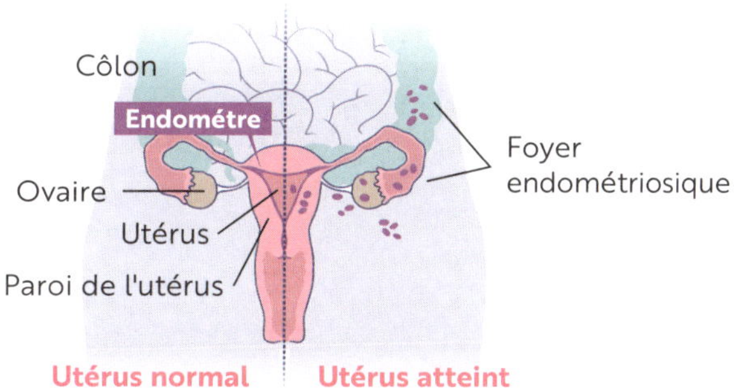

Cette pathologie touche environ 1 femme sur 7. Elle se caractérise par des douleurs d'intensités variables autour du cycle menstruel. Elle vient de la présence d'endomètre utérin en dehors de la cavité utérine (trompes, ovaires, vessie, intestins, et plus rarement les poumons). Les cellules de l'endomètre s'enflamment et/ou saignent pendant le cycle menstruel et cicatrisent en créant des adhérences dans les organes où elles sont présentes, ce qui accentue encore les douleurs. C'est une maladie encore peu et mal connue qui laisse trop souvent les patientes dans une longue errance thérapeutique. Il est normal de sentir son utérus se contracter pendant les règles, mais toute situation « handicapante » pour le quotidien doit engager une consultation, notamment si les contractures dépassent les deux premiers jours autour du début des règles. Des antidouleur à la chirurgie, en passant par la kinésithérapie… des traitements existent pour soulager cette pathologie qui intéresse de plus en plus de centres pluridisciplinaires spécialisés.

Et l'adénomyose ?

L'adénomyose est la présence de cellules de l'endomètre utérin dans le myomètre. C'est une évolution « normale » de l'utérus, mais qui devient pathologique lorsqu'elle occasionne des douleurs. Elle apparaît de façon physiologique aux alentours de 40 ans.

Semaine 2

LA PROTECTION HYGIÉNIQUE QUI ME VA

Le tampon absorbe le sang, la coupe menstruelle le contient à l'intérieur du vagin. Quant aux protections externes, elles ont l'avantage de ne pas présenter de risque de choc toxique mais elles sont plus visibles sous les vêtements. Quelles qu'elles soient, je vous propose ici de découvrir toutes les alternatives existantes.

Les protections internes : le tampon et la coupe menstruelle

- **Pour l'hygiène de la muqueuse, le tampon** ne doit servir que lorsque les règles sont assez abondantes; il ne faut pas l'utiliser quand le flux est trop léger ou, encore pire, avant que le cycle ne soit déclenché, car il absorbe les sécrétions vaginales et détériore donc la flore.
- **La coupe menstruelle**, contrairement à l'idée reçue, ne peut être portée plus de 6 heures d'affilée et doit être rincée avant d'être réutilisée. Pour le lavage, utilisez un savon doux toutes les 12 heures et faites-la bouillir avant de la ranger entre deux cycles. Pour la mettre, il faut prendre son temps et bien respecter les étapes du mode d'emploi.

Mes ASTUCES

Si vous n'arrivez pas à récupérer un tampon ou une coupe menstruelle, essayez d'explorer votre vagin avec les doigts en position accroupie et détendue, il n'a que 7 cm pour se cacher, vous devriez y arriver. Sinon, n'hésitez pas à demander à un·e gynéco, sage-femme ou kiné spécialisé·e de vous aider. Pour son introduction, jetez un coup d'œil page 78.

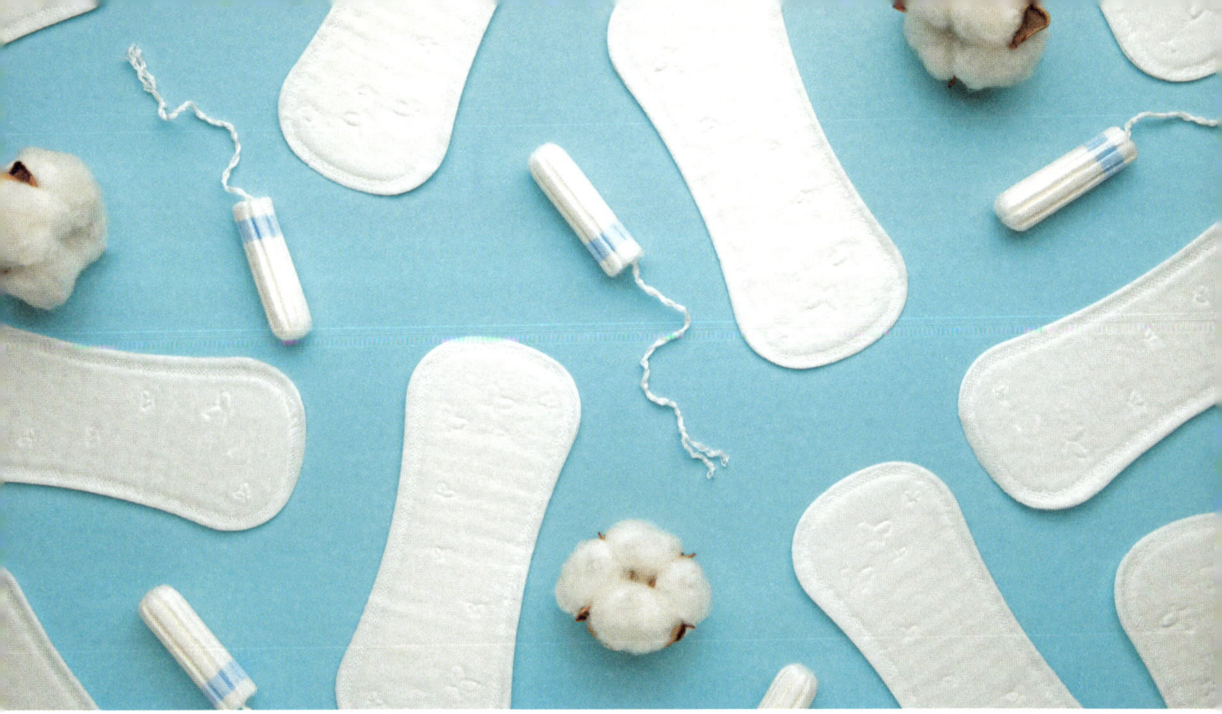

Le syndrome du choc toxique

La règle de base est de ne pas laisser quelque chose dans le vagin plus de 6 heures d'affilée, afin d'éviter les « bouillons de culture » ! Le syndrome du choc toxique est une prolifération bactérienne anormale qui se développe dans une ambiance humide et chaude au niveau du sang, mais reste une maladie très rare donc pas de stress ! Veillez juste à respecter les règles d'hygiène de base et tout ira bien.

à SAVOIR

Contrairement au tampon, la coupe menstruelle n'absorbe pas les sécrétions vaginales et respecte ainsi au mieux la flore. Elle a aussi un double bénéfice économique et écologique. Enfin, elle représente une option prometteuse pour l'accès aux protections hygiéniques des populations pauvres !

Semaine 2

Quelles options pour les protections externes ?

- **Les serviettes hygiéniques jetables** ont l'avantage d'être moins chères à court terme et plus pratiques car il suffit de les jeter après usage. Mais elles sont catastrophiques pour notre flore vaginale et pour l'environnement !
- **Les serviettes hygiéniques et culottes menstruelles lavables** sont plus coûteuses à l'achat mais plus économiques sur le long terme. Elles nécessitent un entretien qui les rend un peu moins pratiques, si l'on doit en changer à l'extérieur, car il faut alors les garder dans une poche imperméable jusqu'au retour à la maison. Au niveau de l'entretien, il faut les faire tremper dans l'eau froide avec du bicarbonate de soude avant de les laver.

à SAVOIR

Contrairement à la plupart des objets de consommation courante, aucune norme n'oblige les fabricants de protections hygiéniques à signaler les composants qu'ils utilisent, ils contiennent hélas bien souvent des perturbateurs endocriniens et substances toxiques, à nous donc de leur préférer des matières naturelles comme avec les tampons bios, les coupes menstruelles (de préférence du silicone médical), les serviettes et culottes en coton bio, qui annoncent leur composition. Le coût est plus élevé, chacun fera donc son choix en fonction de ses possibilités.

ZOOM sur

LE FLUX INSTINCTIF LIBRE

C'est le fait de ne pas porter de protection menstruelle durant les règles. Le but est de se reconnecter à son corps afin de vider le sang des règles dans les toilettes. En ce qui me concerne, je ne pratique pas cette méthode car je n'en ressens pas l'envie. En revanche, je porte des culottes menstruelles et je trouve ça très pratique de savoir identifier et aller vider le flux quand je le souhaite (la culotte menstruelle est ainsi moins humide).

En pratique :

1- Choisir un cycle durant lequel vous pouvez être concentrée sur vos ressentis et durant lequel vous pouvez aller aux toilettes quand vous voulez, pour observer. Vous devrez d'abord ressentir le fait que le sang ne s'écoule pas de manière continue sur la journée, mais que ce sont des flux de quelques minutes au maximum durant lesquels le sang est évacué.

2- Durant ce cycle, ou ces cycles en fonction du temps d'apprentissage qui sera propre à chacune, vous devrez repérer les signaux qui sont identifiables pour vous avant l'écoulement. Parfois, ce sera une douleur dans l'utérus, vers les reins, vers le pubis, une tension... La chose la plus facile à identifier au début sera l'arrivée du sang au niveau des lèvres, mais avec le temps vous l'identifierez avant, lorsqu'il s'écoule du col de l'utérus vers le vagin.

3- Maintenant que vous savez l'identifier, dès que vous sentez le flux qui arrive, allez le vider aux toilettes. Durant les débuts de cette phase il y aura de nombreuses fausses alertes, vous devez donc être complètement disponible durant cet apprentissage et être à proximité des toilettes !

4- Pour l'intégrer au quotidien, apprenez à serrer votre périnée lorsque vous sentez le flux arriver afin de le retenir le temps de trouver des toilettes !

Semaine 2

EN PRATIQUE

Durant cette semaine, nous allons aller plus loin dans la prise de conscience de notre sexe mais en le désexualisant et en le considérant comme une zone anatomique constituée de peau, de muqueuse et de muscles et non pas comme un organe de plaisir. Prenez le temps d'installer le rituel de début d'exercice que vous avez mis en place au début de ce livre.

Exercice 1
DÉTENTE DU DIAPHRAGME

⏱ 5 minutes de cohérence cardiaque comme décrit précédemment (voir page 32)

Si vous sentez que votre respiration est courte, comme un peu bloquée, vous pouvez essayer de masser votre diaphragme. Cet exercice vous aidera à le détendre.

En restant dans cette position détendue semi-allongée, passez vos doigts sous vos côtes et exercez de légères pressions vers l'intérieur. Vous sentirez que vous doigts peuvent s'engager davantage sous les côtes à l'expiration, lorsque le diaphragme remonte.

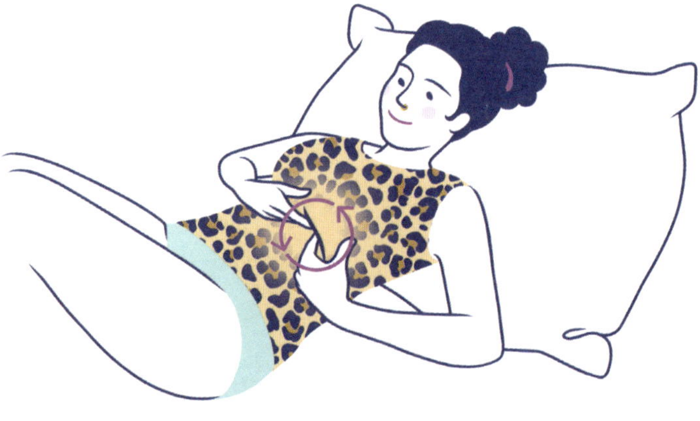

Exercice 2

DÉCOUVERTE DE SA VULVE

⏱ **5 minutes**

1- En position confortable sur votre lit, enlevez votre sous-vêtement, placez des coussins sous vos genoux pour vous tenir jambes ouvertes mais sans tension dans vos muscles adducteurs, si ce n'est pas nécessaire faites sans.
2- Si cet exercice génère du stress, effectuez-le sur le rythme de la cohérence cardiaque que vous laisserez en bande sonore.
3- Vous placez ensuite le miroir (inclinable de préférence) en face de votre vulve pour pouvoir l'observer. Gardez le livre ouvert à côté de vous et essayez de repérer sur votre corps les différentes zones anatomiques légendées sur le dessin de la vulve (p. 44).

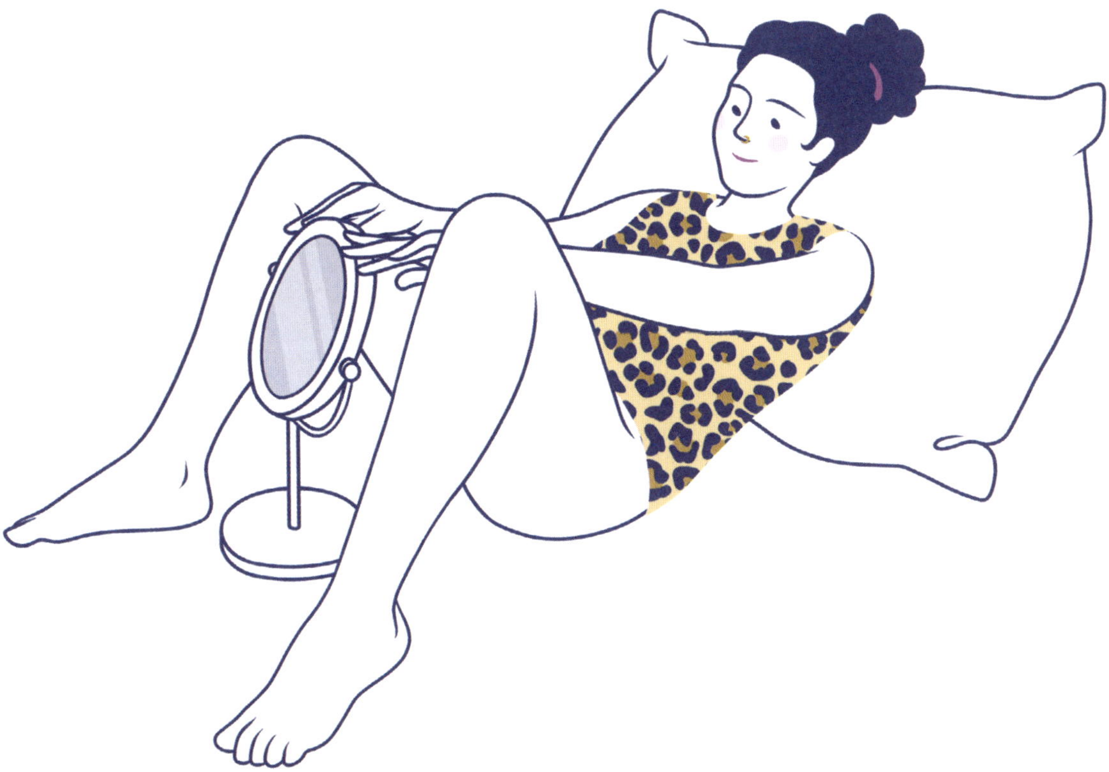

Semaine 2

Exercice 3

DÉCOUVERTE DE LA TENSION DES MUSCLES

5 minutes

1- Maintenant que vous avez identifié les différentes zones de votre anatomie, passez votre doigt sur le centre de votre périnée en exerçant de légères pressions pour ressentir sa tension.

2- Si le muscle sous votre doigt est dur, c'est qu'il est contracté, si votre doigt ne rencontre pas trop de résistance, c'est que votre muscle se détend. Passez ensuite sur les différentes zones de la vulve en effectuant de légères pressions pour découvrir leur sensibilité ainsi que leurs tensions.

3- Si l'exercice vous stresse, essayez de relativiser en vous disant que la vulve est comme une bouche ou une main et que, sortie du contexte sexuel, sa sensibilité n'est pas différente des autres parties du corps. C'est votre corps et vous ne devriez être gênée de le toucher.

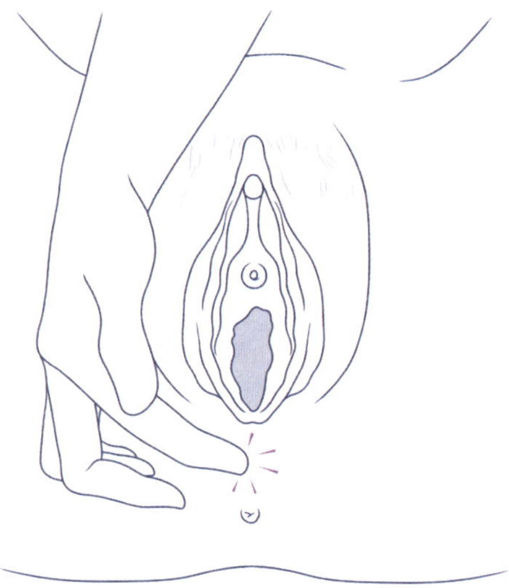

à SAVOIR

Contrairement aux petits garçons qui touchent leur zizi depuis le plus jeune âge, c'est une habitude beaucoup moins développée chez les petites filles. La sensibilité peut donc être augmentée par le fait que vous n'avez que très rarement touché cette zone. Elle peut en outre être encore accentuée par les fausses croyances qui nous font intégrer que la zone sexuelle est une zone « sale », « interdite »...

Exercice 4

MASSAGE DE LA VULVE

1 - Je vous propose maintenant de prendre une huile biologique et naturelle pour masser l'ensemble de la vulve en longeant les lèvres avec de petits massages circulaires. Ce massage ne doit jamais être douloureux.

2 - Vous pouvez aussi contracter votre périnée quelques secondes puis le relâcher pour masser durant le relâchement si vous sentez que votre périnée est trop tendu.

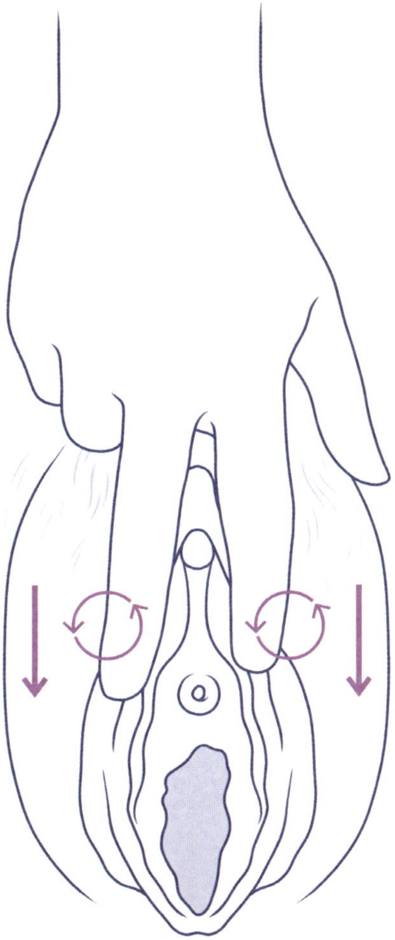

Semaine 2

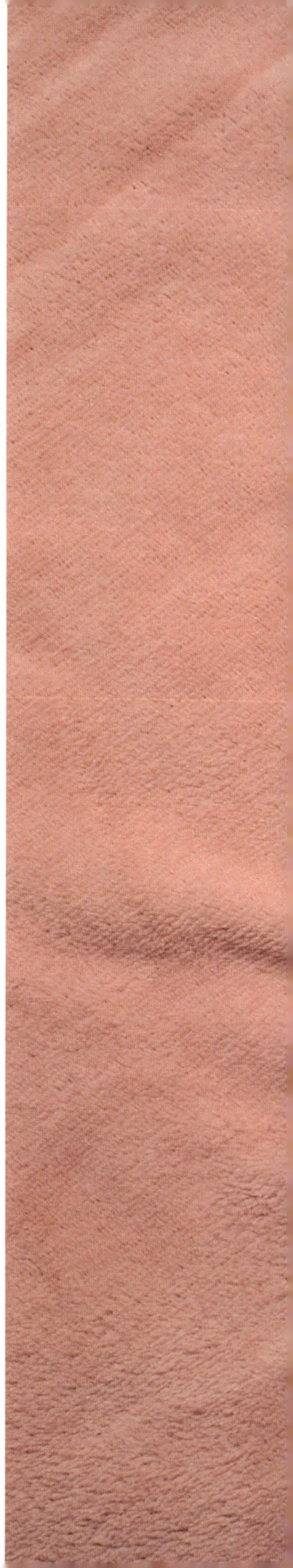

Exercice 5

UNE ZONE SENSIBLE, LE VESTIBULE

Beaucoup de femmes essaient de forcer, mais le corps humain ne se force pas ; si on lui impose quelque chose qu'il n'aime pas, un réflexe de fuite, d'évitement, va se mettre en place et cela sera contre-productif. N'essayez pas de brûler les étapes, prenez votre temps.

1 - Lorsque vous vous sentez prête, écartez vos lèvres pour visualiser l'entrée du vagin et masser, toujours sur les lèvres, mais en position ouverte.

2 - Vous pouvez masser l'entrée du vagin, le vestibule, doucement, sans l'objectif d'y entrer, mais juste pour vous habituer à toucher cette zone sans créer de douleur.

Exercice 6

PRISE DE CONSCIENCE DU RELÂCHEMENT

Faites cet exercice à l'occasion, dans la journée.

1 - Je vous propose simplement, lorsque vous allez aux toilettes, d'identifier le relâchement de votre périnée pour laisser les matières sortir.

2 - Certaines ont du mal à le relâcher et il y a un délai plus ou moins long avant de pouvoir évacuer. Il faut faire bien attention à votre position, être bien assise et surtout pas en équilibre au-dessus des toilettes pour que votre périnée puisse se détendre.

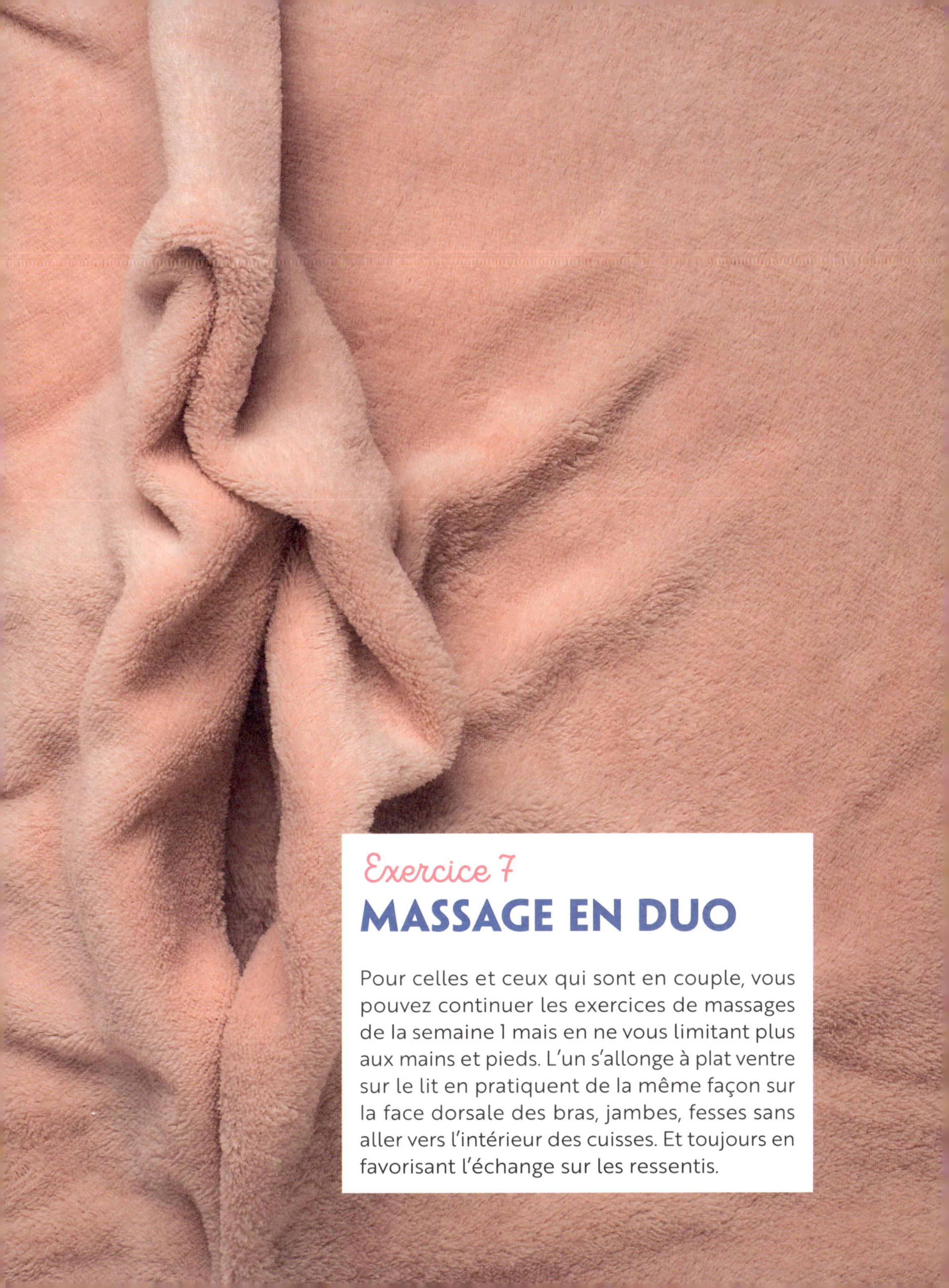

Exercice 7

MASSAGE EN DUO

Pour celles et ceux qui sont en couple, vous pouvez continuer les exercices de massages de la semaine 1 mais en ne vous limitant plus aux mains et pieds. L'un s'allonge à plat ventre sur le lit en pratiquent de la même façon sur la face dorsale des bras, jambes, fesses sans aller vers l'intérieur des cuisses. Et toujours en favorisant l'échange sur les ressentis.

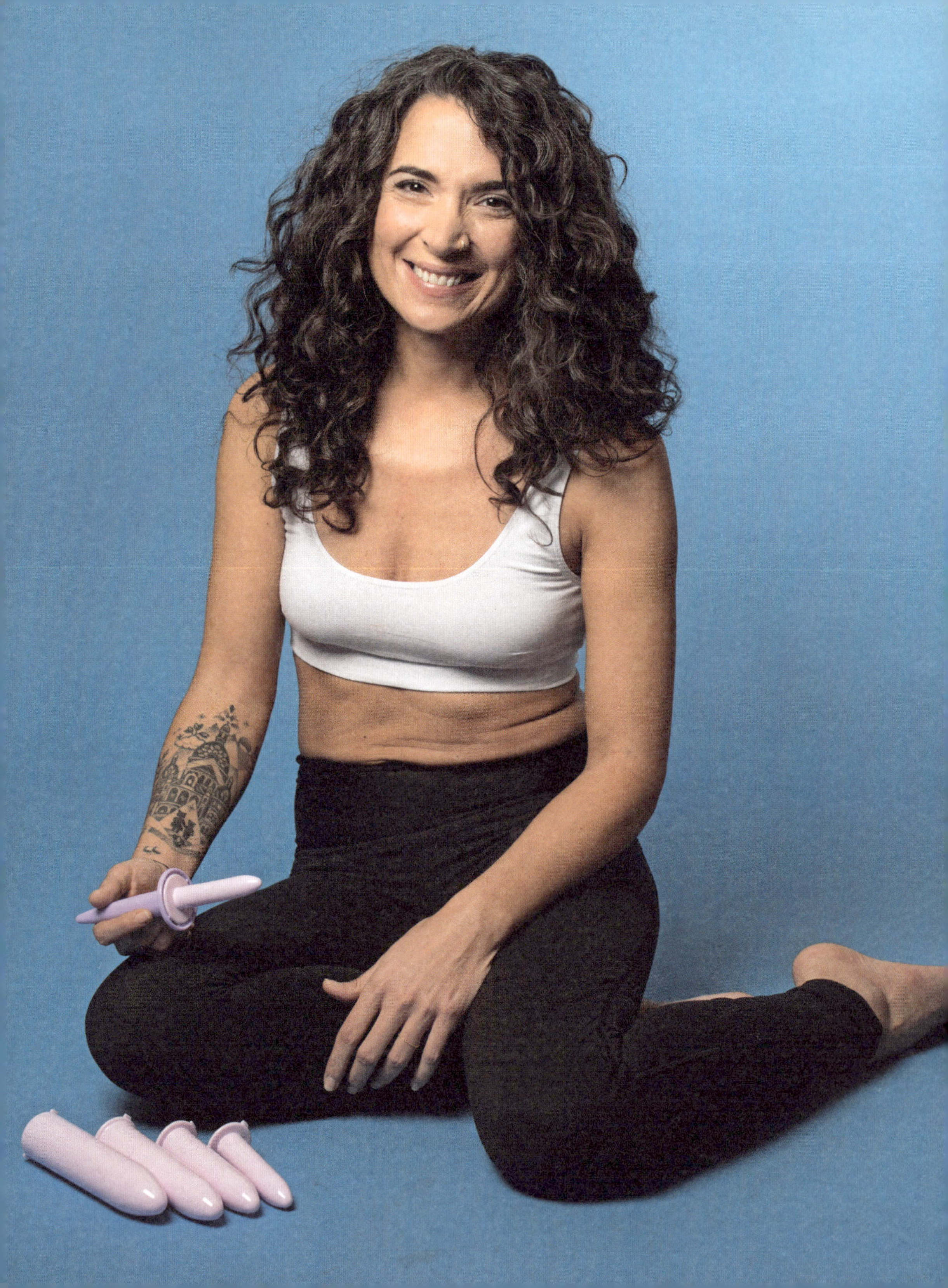

Semaine 3

LIBÉREZ VOTRE SEXUALITÉ DES IDÉES REÇUES

De nombreuses idées reçues circulent sur la sexualité et se transmettent de génération en génération, charriant leur lot de croyances limitantes qui entravent notre liberté dans la découverte du plaisir. Pour pouvoir atteindre le lâcher-prise nécessaire à une libido épanouie, il est nécessaire de se défaire de toutes ces normes qui empêchent l'exploration de nos désirs.

Essayez donc de ne pas vous laisser influencer par ce que l'on pourrait éventuellement attendre de vous et ne vous laissez guider que par vos ressentis, vos envies, sans penser à l'image que cela pourrait induire. Votre sexualité est votre intimité, elle ne vous définit pas mais n'est là que pour vous procurer bien-être et plaisir.

Semaine 3

DÉCOUVREZ VOS ORGANES DU PLAISIR

Tout notre corps peut être source de plaisir et de jouissance s'il est correctement exploré et entraîné. Mais les zones parmi les plus sensibles et sexualisées de notre anatomie, que nous allons découvrir ici, ne sont des organes érogènes que dans un contexte de désir et de volupté. Lorsque vous les explorez dans un contexte « désexualisé », ils ne doivent créer aucune gêne et ne sont pas censés être hypersensibles.

Ne confondez plus vagin et vulve

Bien que, dans l'inconscient collectif le sexe féminin soit souvent réduit au vagin, il n'est pourtant qu'une voie d'accès vers des zones érogènes. Durant la phase d'excitation, l'entrée du vagin se lubrifie. L'afflux de sang dans la muqueuse vaginale le fait passer d'une longueur de 8 cm à 12 cm, rétrécit son diamètre et complète la lubrification de l'intérieur du vagin grâce à la transsudation vaginale. Et si vous ne vous sentez pas assez lubrifiée, il peut y avoir différentes causes (premier rapport, stress, variations hormonales…), dans ce cas l'utilisation de lubrifiant peut pallier le problème.

Utérus

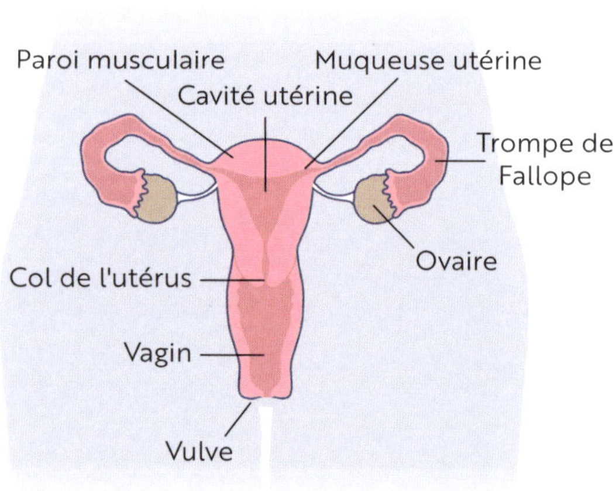

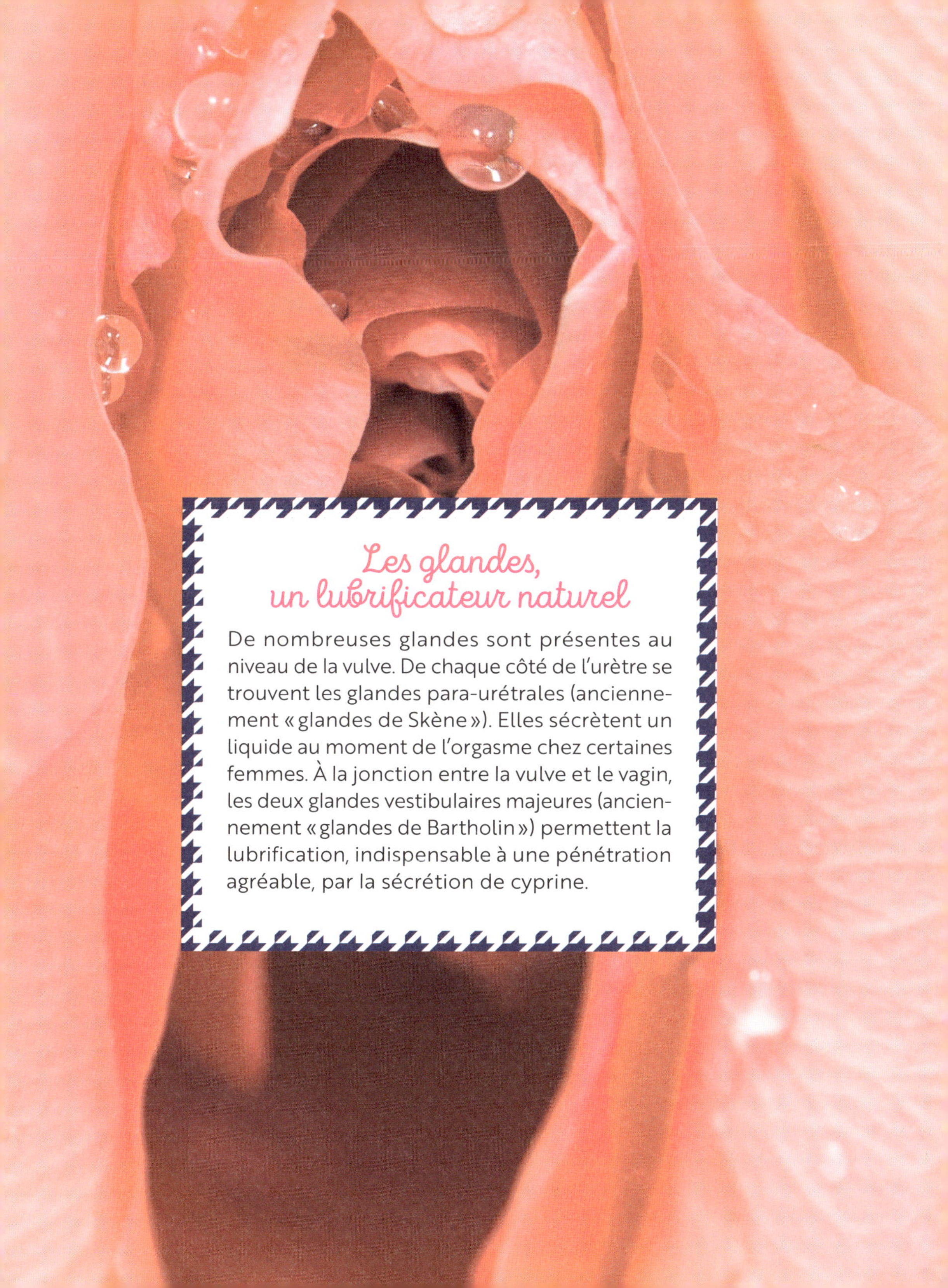

Les glandes, un lubrificateur naturel

De nombreuses glandes sont présentes au niveau de la vulve. De chaque côté de l'urètre se trouvent les glandes para-urétrales (anciennement « glandes de Skène »). Elles sécrètent un liquide au moment de l'orgasme chez certaines femmes. À la jonction entre la vulve et le vagin, les deux glandes vestibulaires majeures (anciennement « glandes de Bartholin ») permettent la lubrification, indispensable à une pénétration agréable, par la sécrétion de cyprine.

Semaine 3

Votre clitoris ne se limite pas à son gland

Durant l'excitation, les corps érectiles du clitoris se gonflent de sang :

- il y a donc une érection du gland et de la tige du clitoris ;
- il y a aussi un gonflement des bulbes qui s'écartent et permettent une ouverture du vestibule de l'entrée du vagin.

L'érection du clitoris peut être spontanée, en réponse à un désir psychique, ou réflexe, en réponse à une stimulation mécanique. Pour le stimuler, des mouvements doux et lents au début seront en général ceux qui provoqueront le plus d'excitation. Comme le gland du clitoris est très innervé, une stimulation trop forte peut être douloureuse, il est essentiel de le « réveiller » en douceur pour créer le désir, avec des caresses ou vibrations lentes. Il est aussi important de réveiller toute la vulve pour que l'excitation se fasse, une des erreurs majeures est la stimulation du gland de façon isolée. Comme vous le voyez, il n'y a pas de recette miracle et chaque femme – et en fonction des circonstances – ne réagira pas de la même façon aux différentes stimulations.

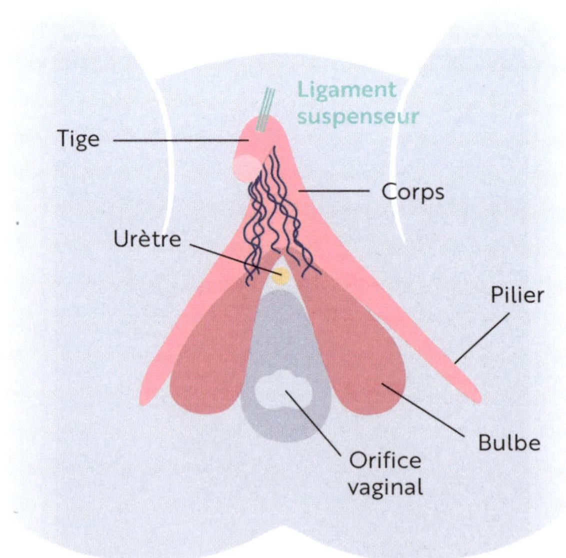

à SAVOIR

Femme fontaine ?

Le liquide éjaculé par certaines femmes lors des rapports reste un mystère. Il s'agirait dans certains cas de liquide éjaculé en petite quantité par les glandes para-urétrales (éjaculation fontaine), et dans d'autres, de ce même liquide mélangé à de l'urine diluée émis en grande quantité par l'urètre (émission fontaine).

Semaine 3

L'utérus, une autre réponse orgasmique

Situé au fond du vagin, il est composé d'un corps et d'un col (voir page 64). Le nerf vague passe derrière le col et est l'un des responsables de l'orgasme. Bien que l'utérus ne soit pas un organe essentiel à la jouissance chez toutes les femmes, il semblerait que chez certaines la stimulation de cette zone soit indispensable pour l'atteindre. Chez d'autres, du fait de la grande sensibilité du col de l'utérus, cette stimulation peut au contraire s'avérer extrêmement douloureuse (il sera préférable dans ce cas d'éviter la levrette !).

L'utérus rétroversé

Chez une majorité de femmes, l'utérus est quasiment à l'horizontale derrière la vessie et devant le rectum. L'utérus rétroversé est une variation anatomique dans laquelle l'utérus est aligné dans l'axe du vagin et quasi vertical appuyé sur le rectum. Cette variation anatomique peut entraîner une plus grande sensibilité du col lors des pénétrations profondes, les positions et rythmes de pénétration seront donc à adapter.

Deux sphincters pour la continence… et le plaisir

L'érotisme urétral

Ce sphincter à l'extrémité de l'urètre est responsable de la continence urinaire, en restant fermé en permanence. Lorsque nous le décidons, nous pouvons commander son ouverture pour permettre l'évacuation des urines.

Le peegasm

Certaines pratiques liées à la sensibilité de l'urètre existent et je tiens à vous mettre en garde : le « peegasm » est censé être l'orgasme ressenti lorsque l'on se retient beaucoup trop longtemps d'uriner. Lorsque l'on va enfin vider la vessie, la pression du gros flux urinaire dans l'urètre déclencherait un orgasme. Attention car la vessie est un système neurologique autonome, il ne faut pas trop contrarier son fonctionnement normal sous réserve de le déprogrammer et de créer des pathologies ! Certaines personnes ont aussi des rapports pénétratifs avec sexe ou objet dans l'urètre, cette pratique peut créer des problèmes d'incontinence en dilatant le sphincter urétral qui aura alors plus de mal à rester fermé.

L'érotisme anal, ce tabou

Comme le sphincter urétral, l'anus est responsable de la continence en restant fermé en permanence. Lorsque nous en avons besoin, nous pouvons commander son ouverture pour permettre l'évacuation des selles et des gaz. C'est une zone érogène qui possède une grande sensibilité mais souffre de son image !

à SAVOIR

« Le sexe anal est réservé aux hommes homosexuels et ne procure pas de plaisir aux femmes en général ni aux hommes hétérosexuels. »

52 % des femmes ayant déjà eu un rapport sexuel se sont déjà fait introduire un doigt dans l'anus, 51 % un sexe, 26 % anulingus.

22 % ont mis un doigt dans l'anus.

15 % ont déjà léché l'anus de leur partenaire.

53 % des femmes ont déjà pratiqué la sodomie, contre 14 % en 1970.

L'anus est une zone érogène indépendamment du genre.

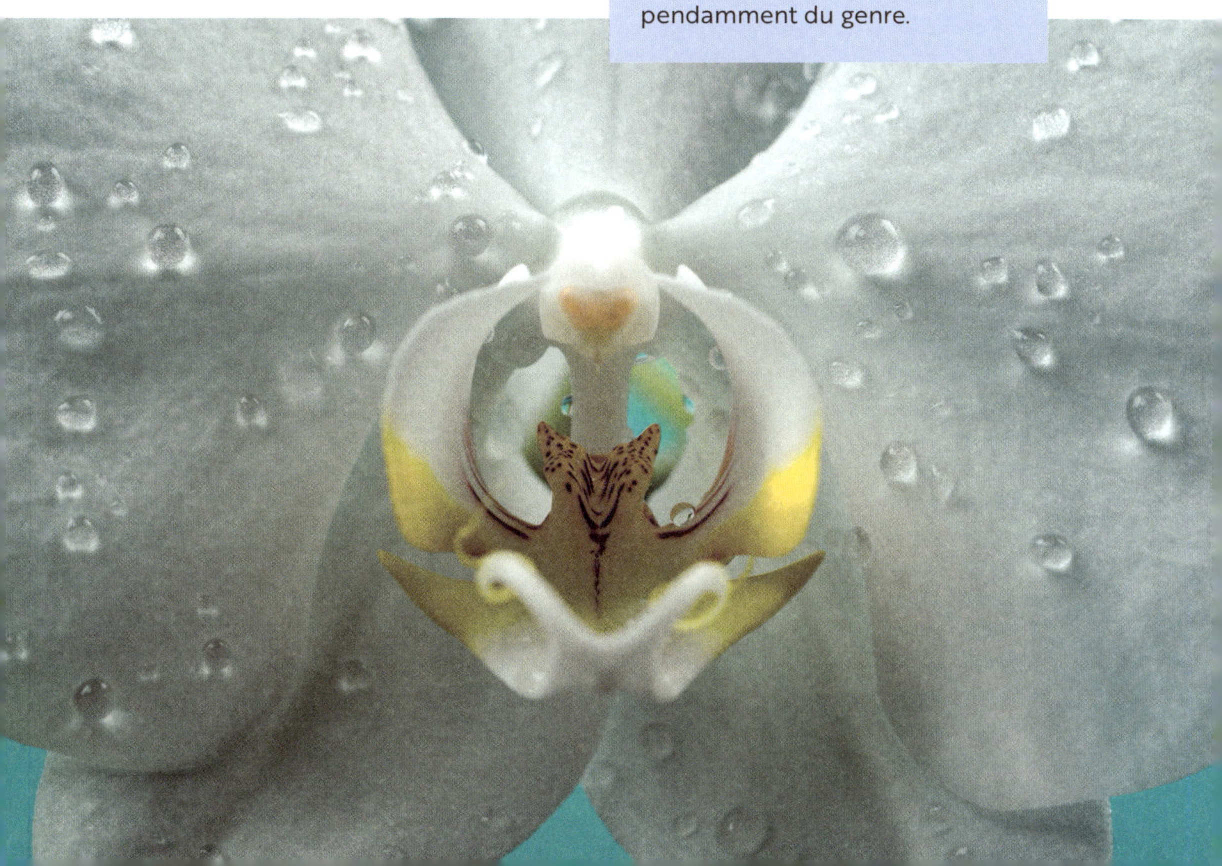

Semaine 3

Le mythe de la zone G

On parle toujours du « point G », mais je préfère parler de la « zone G » qui se situe entre la partie interne du clitoris et le « point G ». Le « point G », quant à lui, se trouve sur la paroi antérieure du vagin, à quelques centimètres de l'entrée. La zone G a pour particularité d'être très innervée et contient les glandes para-urétrales. Elle peut être atteinte par l'introduction d'un doigt, d'une verge ou d'un sextoy. Sa stimulation se fait par des pressions, des caresses ou des vibrations.

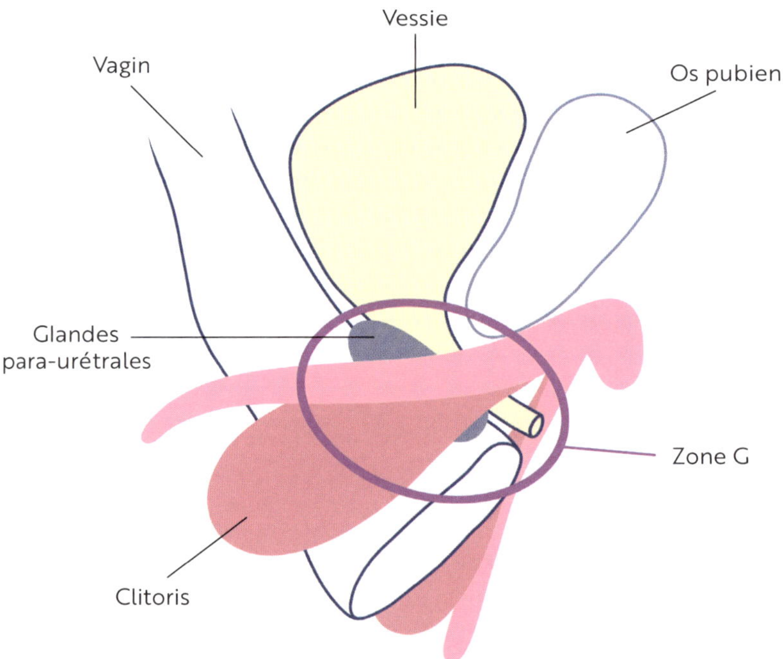

ZOOM sur

VAGINALE OU CLITORIDIENNE ?

On s'est toutes posé cette question ! Ce qui procure du plaisir durant la pénétration n'est pas la stimulation de la paroi du vagin en elle-même mais plutôt celle de la zone G et des autres zones érogènes accessibles en interne. On ne peut donc dissocier durant une pénétration la stimulation clitoridienne interne (zone G) de la stimulation des autres zones érogènes intravaginales (col de l'utérus). La question serait plutôt de se demander si on est capable d'atteindre l'orgasme par une stimulation externe, couplée (interne et externe) ou uniquement interne ce qui est très rare – 6 à 10 % des femmes selon les sources. Donc arrêtons de nous prendre la tête avec ces considérations : **nous sommes toutes CLITORIDIENNES !**

Semaine 3

BALAYEZ LES PRÉJUGÉS SUR LA VIRGINITÉ

Qu'est-ce que la virginité ? Le fait de ne jamais avoir eu de rapport sexuel avec quelqu'un ? Le fait de ne jamais avoir pratiqué de pénétration ? Ce terme est relativement variable selon l'interprétation qu'on en a. Il concerne le désir sexuel, est propre à chacun·e, et dépend de références morales, spirituelles, mais n'a pas d'existence ni de définition médicale. Je vous propose ici de redécouvrir cette notion trop longtemps mal interprétée !

à SAVOIR

La première fois, ça fait mal ? Eh non ! Si vous êtes bien préparée, prête psychologiquement, que vous connaissez votre corps et, encore mieux, si votre partenaire est attentif·ve et à votre écoute, la première fois n'a aucune raison de faire mal, pas plus que les autres fois d'ailleurs.

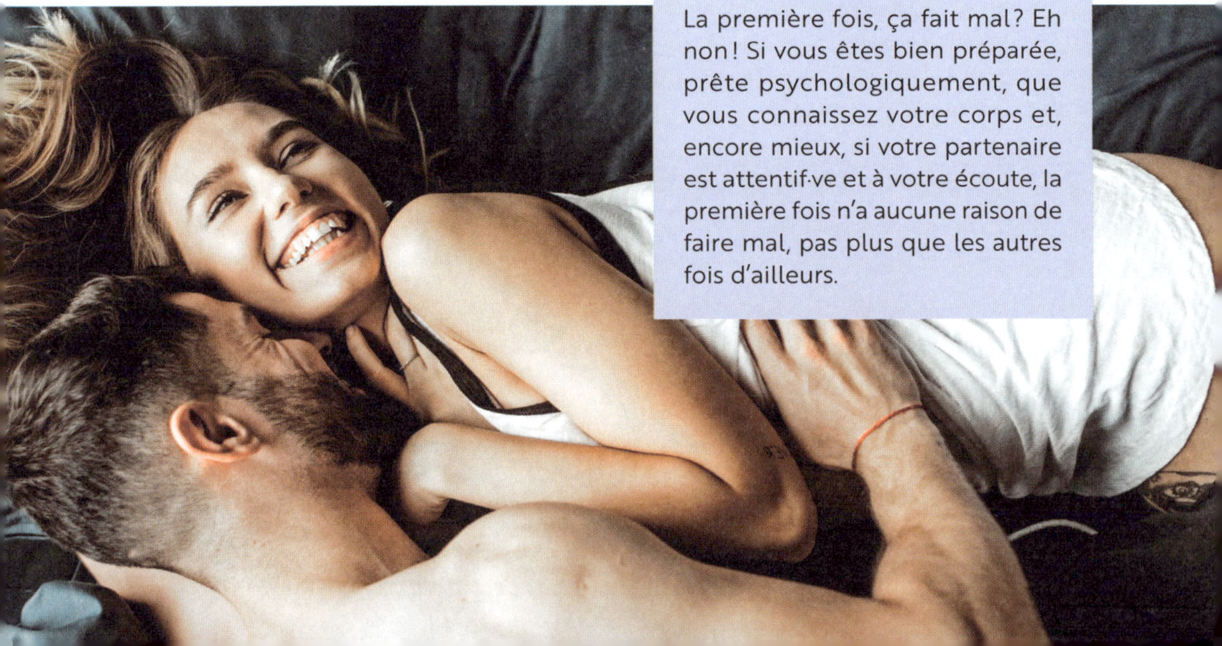

L'hymen sous toutes ses formes

L'hymen, qui est si important dans certaines cultures, est une peau fine qui ferme plus ou moins partiellement l'entrée du vagin. Il a souvent une forme d'anneau ou de membrane microperforée. Assez épais et résistant chez les enfants, sa partie centrale ou ses petits trous s'agrandissent lors de la puberté de façon variable d'une femme à l'autre. À part si c'est une membrane avec de tous petits trous ou sans trous, l'hymen ne peut en rien révéler s'il a été soumis ou non à une pénétration. L'hyménoplastie, qui consiste à reconstruire un hymen pour être sûre de saigner au premier rapport laisserait à penser que tout hymen non pénétré est totalement fermé, ce qui est faux. Cette zone est déjà très sensible et je ne pense pas qu'il soit judicieux de faire subir à des jeunes femmes des actes traumatisants dans cette région. En revanche, pour celles qui ont un hymen complètement fermé, ce qui est très rare, la jeune fille ou femme devra se faire opérer pour permettre l'écoulement des règles et les rapports sexuels !

Le mythe du saignement au premier rapport

Que considère-t-on comme une jeune fille vierge? Le fait de n'avoir jamais rien introduit dans son vagin (tampon ou sexe) ou le fait de n'avoir jamais eu de rapport sexuel?

Ce saignement peut se produire, ou pas, lors de tout rapport avec pénétration – qui pourrait être dû à une blessure au niveau du vagin ou de l'hymen, qu'il s'agisse ou non d'une première pénétration. Le sang ne peut être considéré comme une « preuve » du fait que la jeune femme n'a jamais été pénétrée.

Semaine 3

EN PRATIQUE

Dans ce chapitre, nous avons vu que le vagin, contrairement aux sphincters, n'est pas fermé et ne possède pas non plus de barrière d'entrée contrairement à ce qu'imaginent certaines jeunes femmes au sujet de l'hymen. Même pour celles qui ont déjà eu des rapports avec pénétration, les exercices de cette semaine peuvent être utiles.

Exercice 1

INTRODUCTION D'UN DOIGT

5 à 15 minutes

1 - Répétez les exercices de massage externe jusqu'à l'ouverture des lèvres. Avec la cohérence cardiaque (voir pages 59-60).

2 - Une fois que vous êtes prête, introduisez l'index ou le pouce, en respectant bien l'axe du vagin et tout en douceur avec une huile préalablement choisie (huile d'amande douce, de jojoba ou toute autre huile « neutre »). Le but est d'être très délicate et de ne déclencher aucune douleur.

3 - En position semi-allongée, confortable et détendue, l'axe du vagin sera à peu près parallèle au plan du lit ou du canapé. Prenez le temps d'observer la direction du vagin et ne forcez pas car cet exercice, s'il est réalisé en force, perd tout son intérêt.

à SAVOIR

Parfois, certaines patientes vaginiques qui perdent patience essaient de forcer le passage mais elles recréent alors le cercle vicieux de la douleur. Soyez patiente, allez-y par étapes successives. Comme pour l'activité physique, les progrès se font par paliers et on ne passe pas de la sédentarité au marathon en une fois !

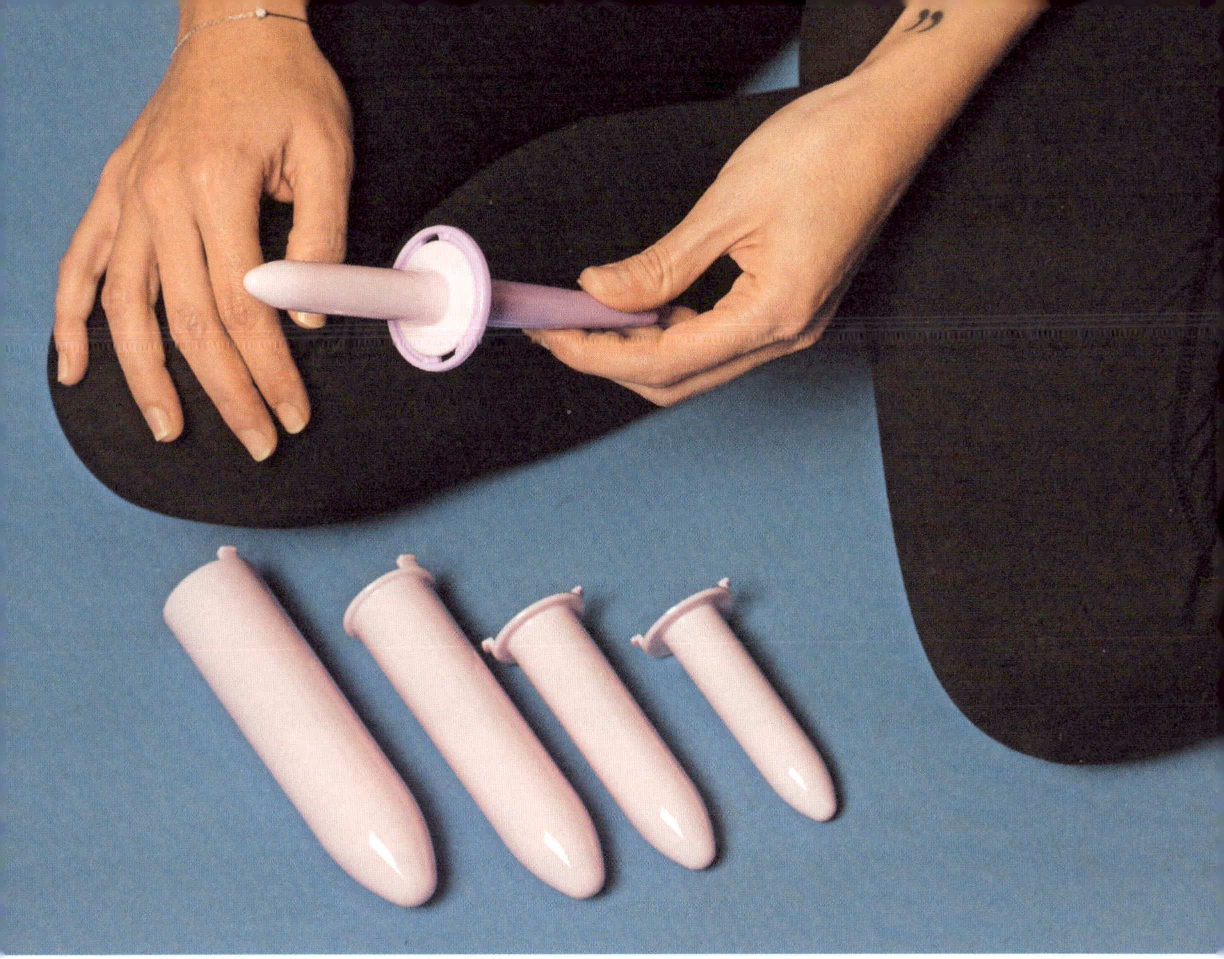

Exercice 2

CONTRACTION ET ÉTIREMENT DU PÉRINÉE

1- Avec le pouce ou le doigt introduit de quelques centimètres dans le vagin, faites des exercices de contraction et relâchement du périnée.

2- Sentez la pression qui se crée sur votre doigt lors de la contraction et le mouvement du périnée vers le haut (phase à privilégier pour les périnées hypotoniques). Sentez la pression qui diminue durant l'arrêt de la contraction et essayez d'étirer un peu les muscles durant le relâchement (phase à privilégier pour les périnées hypertoniques).

Semaine 3

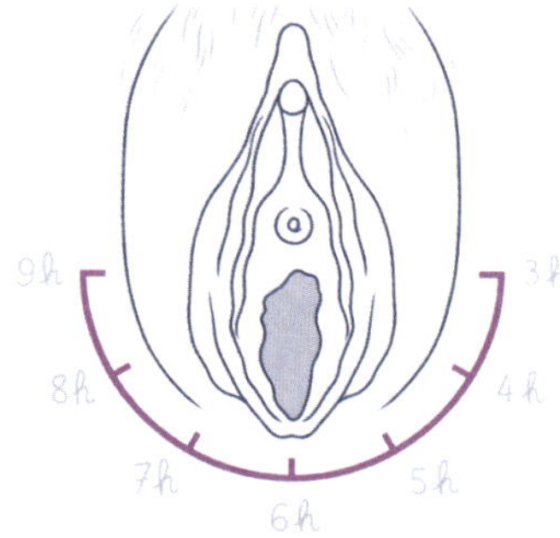

Exercice 3

MASSAGE INTERNE DU PÉRINÉE

1- Profitez de la phase de relâchement pour introduire votre doigt un peu plus profondément et essayer d'explorer l'intérieur de votre vagin, la sensibilité de la muqueuse en différents endroits, sa consistance, sa chaleur.

2- À chaque augmentation de la profondeur atteinte, essayez d'étirer les parois pour ressentir où est-ce qu'il y a plus ou moins de tension et travaillez à assouplir en priorité la zone la plus tendue, mais toujours tout en douceur.

3- Vous pouvez ensuite pratiquer des massages circulaires pour étirer toute la zone.

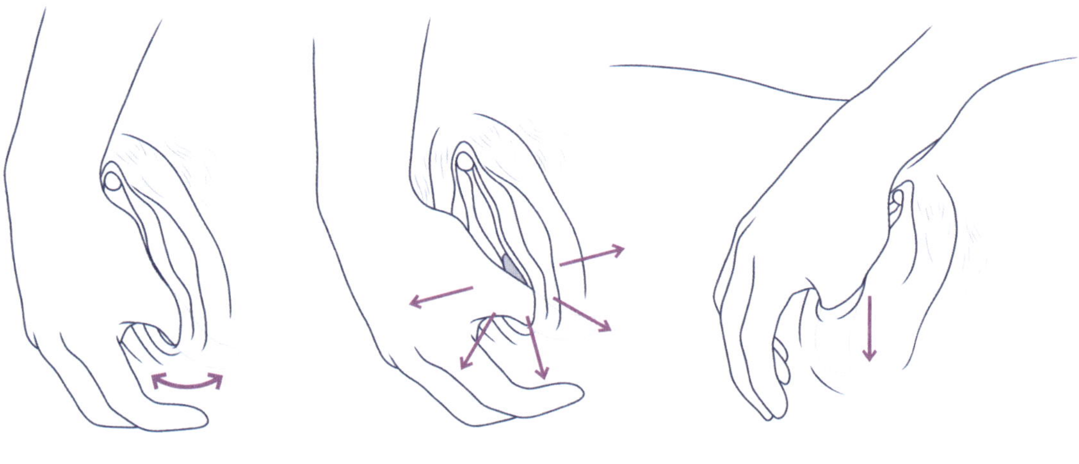

Exercice 4

MASSAGE AVEC DILATATEUR

1 - Pour celles qui en ont, et qui souhaitent travailler avec, vous pouvez commencer à introduire le plus petit dilatateur et continuer progressivement à masser et aller plus en profondeur.

2 - Vous gardez un rythme respiratoire lent et profond ; cet exercice, comme les autres, ne peut être effectué qu'avec une grande douceur, sinon il ne sert à rien !

3 - Lorsque vous avez réussi à introduire l'entièreté du dilatateur, vous pouvez faire des massages circulaires afin de sentir le relâchement des muscles. Tant que vous sentez une légère tension, vous pouvez continuer avec le même diamètre.

4 - Lorsque vous sentez que vous arrivez à bien masser et qu'il y a de l'espace disponible vous pouvez passer au diamètre supérieur.

Exercice 5

INTRODUCTION À GENOUX

1 - Essayez maintenant de vous mettre à genoux sur le lit et d'introduire un doigt. Attention, l'axe du vagin n'est plus le même, soyez délicate et allez-y progressivement en vous laissant guider par les parois des muqueuses.

2 - Si vous avez choisi d'utiliser des dilatateurs, vous pouvez aussi essayer de travailler comme l'exercice précédent avec cette nouvelle position.

Semaine 3

Exercice 6

INTRODUCTION D'UN TAMPON OU D'UNE COUPE MENSTRUELLE

Pour celles qui n'ont jamais mis de tampon ou de cup, et après un travail avec les dilatateurs si cela s'est bien passé, vous pouvez essayer de l'introduire en position debout avec un pied sur un rebord de chaise ou de toilette en respectant bien l'axe du vagin et tout en douceur.

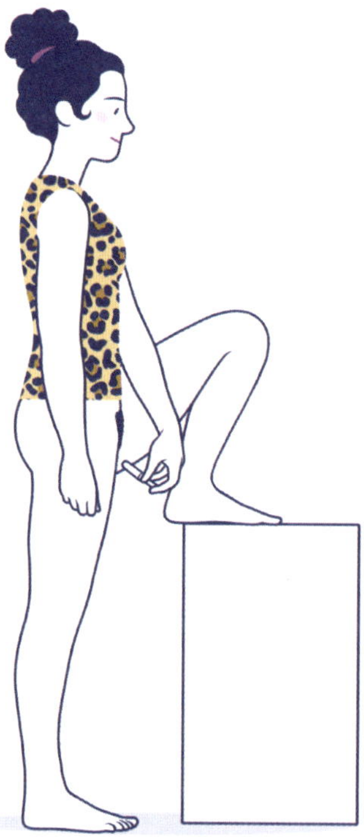

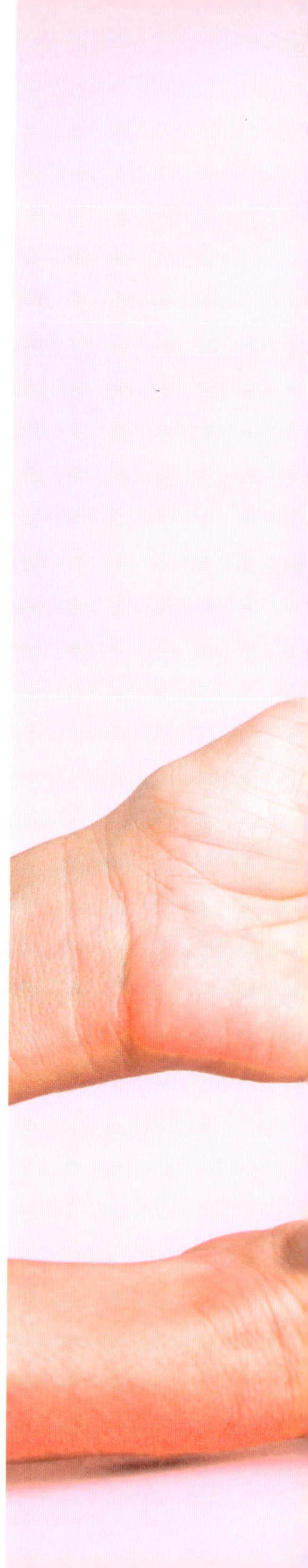

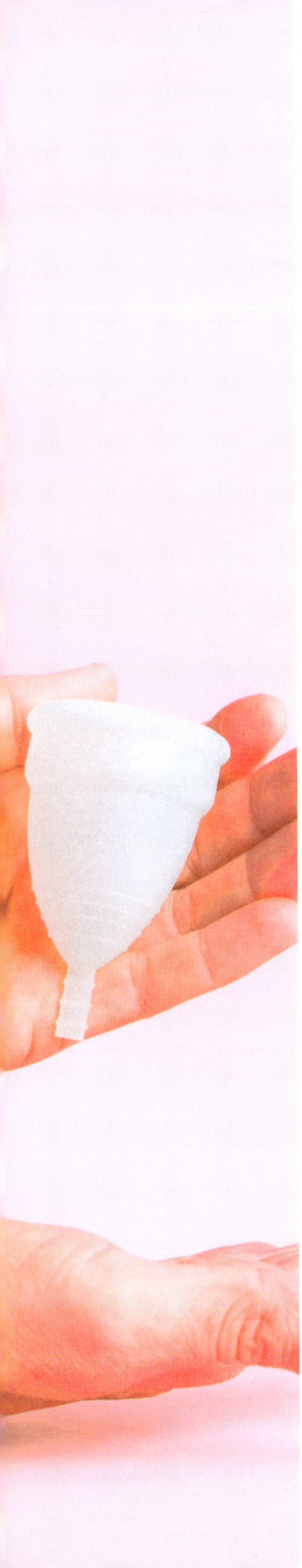

Exercice 7
DILATATION VAGINALE

Pour celles qui sentent que les tissus sont fibrosés, c'est-à-dire que les tissus non contractiles paraissent raccourcis avec ou sans avoir de spasme musculaire.

Que la cause soit un traitement médical, chirurgical, une reconstruction ou la ménopause vous pouvez, lorsque vous travaillez avec les dilatateurs, prendre plusieurs minutes après les exercices pour laisser le dilatateur en place le temps de regarder une série, par exemple, pour travailler la souplesse des tissus.

Lorsque vous l'enlevez, n'oubliez pas de faire quelques contractions périnéales pour ne pas rester avec cette sensation de vagin ouvert.

Exercice 8
MASSAGE EN DUO

Pour les personnes qui ont un·e partenaire qui les accompagne dans cette aventure, vous pouvez faire l'exercice de massage en vous focalisant cette fois sur la face avant du corps, ventre, jambes, poitrine mais pas l'intérieur des cuisses pour l'instant.

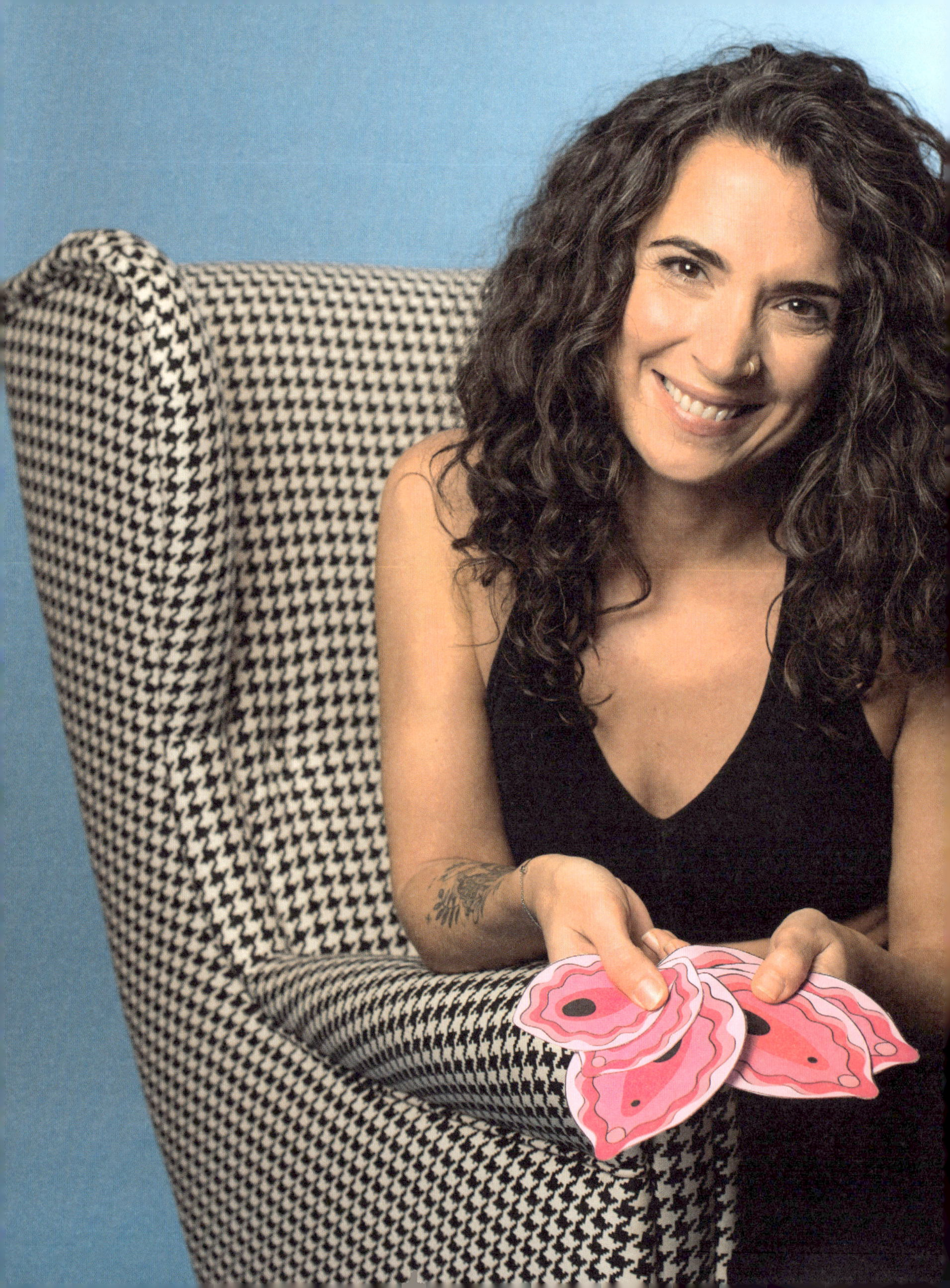

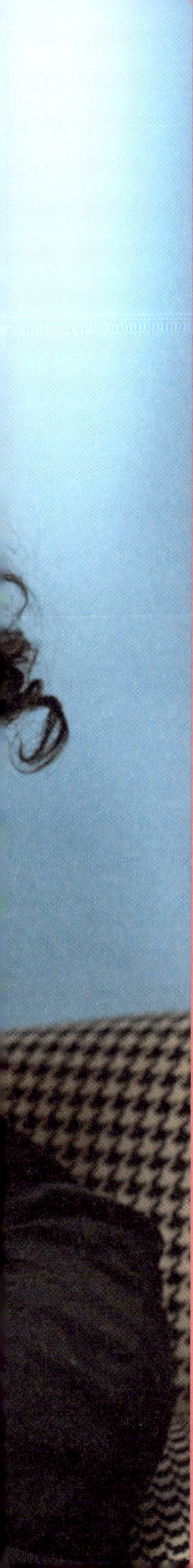

Semaine 4

EN ROUTE VERS LE PLAISIR

Le rapport sexuel est souvent envisagé comme concrétisation d'un rapport amoureux qui permet de créer une intimité et une fusion supplémentaire au sein du couple. Mais nous parlerons ici de la sexualité et pas de l'amour, car, oui, un rapport sexuel peut être souhaité, et même très satisfaisant, avec quelqu'un dont on n'est pas amoureux et ce n'est pas un problème tant que le désir est là. Pour avoir une sexualité décomplexée, je vous propose d'en découvrir les codes en découvrant votre érotisme, en communiquant vos attentes tout en vous protégeant.

Semaine 4

LES RÈGLES DU JEU

Il existe encore, dans l'inconscient collectif, la notion de devoir conjugal ou, pour certaines jeunes filles ou femmes, la peur d'être quittée par son·sa partenaire. Ne faites plus d'amalgames, la bonne raison d'initier un rapport sexuel sera toujours l'envie, le désir.

Aimer sans désirer… et inversement

La sexualité est souvent plus agréable dans un contexte amoureux car il y a déjà une communication et une confiance établies qui facilitent la compréhension de l'autre ainsi qu'un lâcher-prise. Et à l'inverse, l'amour, le lien d'attachement et l'intimité peuvent être renforcés par la sexualité. Mais le désir n'est pas la preuve de l'amour ; on peut tout à fait être amoureux de quelqu'un et ne pas le désirer, et à l'inverse, désirer quelqu'un dont on n'est pas amoureux.

à SAVOIR

Si vous êtes en couple et que le rythme de vos rapports ne vous satisfait pas, vous pouvez aller consulter un sexologue pour comprendre ce qui vous fait souffrir dans cette situation et trouver des solutions, ensemble.

Savoir dire non

Le consentement n'est pas absolu et définitif, il peut être évolutif. Ce n'est pas parce que vous avez embrassé, flirté, dragué ou allumé, que vous devez aller plus loin ou que vous devez vous y sentir obligée. Le consentement ne concerne pas seulement le rapport sexuel, vous pouvez aussi refuser d'être sollicitée ou courtisée. Non, une « main au cul » n'est pas un compliment et, même des paroles flatteuses nécessitent votre consentement, c'est le moment idéal pour vous exercer à signifier votre désapprobation par un « NON ! », avant que la situation ne se complique. Cela permet généralement d'interrompre un jeu de séduction qui tente de s'instaurer.

Dans le couple

Même au sein du couple et quelle que soit son ancienneté, le consentement n'est jamais acquis. Essayez d'être claire avec vous-même, cela vous aidera à l'être avec votre partenaire. Vous pouvez avoir envie de votre partenaire et, pour une raison ou une autre, le désir et l'excitation diminuent. Ça arrive, aux hommes comme aux femmes, et ça ne doit pas vous faire culpabiliser ou douter de l'amour de l'autre. Même pendant un rapport, il ne faut pas se forcer à faire des choses dont on n'a pas envie. On peut par exemple vouloir des baisers et du sexe oral mais pas de pénétration.

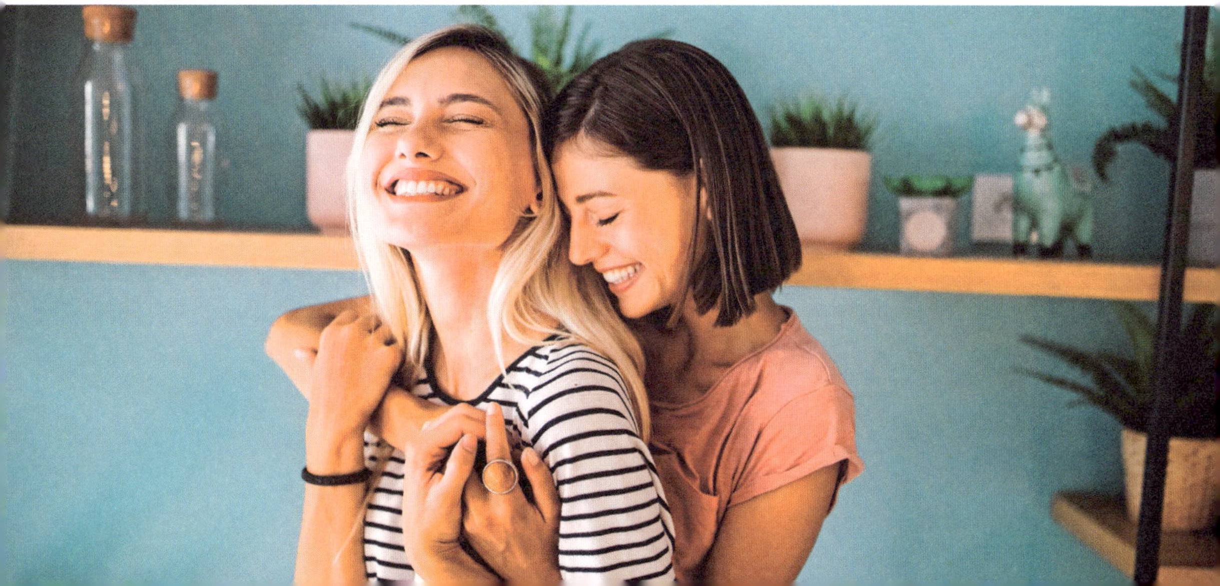

Semaine 4

Le lâcher-prise

Le plaisir et la jouissance nécessitent un certain abandon de soi, de l'image que l'on veut donner — à soi-même et à l'autre. Heureusement, l'excitation favorise physiologiquement ce lâcher-prise, mais il doit aussi être exercé selon les prédispositions psychologiques de chacune. C'est d'autant plus important qu'on ne peut être actrice et spectatrice de soi-même simultanément et encore moins pendant un rapport sexuel, car cette auto-analyse permanente empêche d'être à l'écoute de ses sens et de ses sensations. Pour travailler le lâcher-prise, vous pouvez par exemple mettre en place des rituels qui vous aideront à déconnecter des pensées parasites (complexes esthétiques, travail, soucis, charge mentale...)

Protégez-vous des violences

Pour se protéger des violences, il n'y a pas de recette miracle à part éduquer la société et essayer d'être prudente dans les rencontres qu'elles soient physiques ou virtuelles. Il faut se protéger du « viol » sous toutes ses formes. Rappelons que 31 % des viols sont commis par le conjoint. Dans les relations régulières, c'est la communication qui doit être privilégiée. Pour ce qui est des partenaires plus épisodiques, il faudra essayer d'être sélective et de communiquer aussi sur les « règles du jeu » avant d'entreprendre une relation sexuelle.

à SAVOIR

Les femmes déclarent avoir été victimes[1] : de comportements déplacés pour 58 %, de propositions dérangeantes pour 57 %, d'insultes ou remarques à caractère sexiste pour 50 %, des gestes grossiers à connotation sexuelle pour 45 %, de caresses ou d'attouchements à caractère sexuel sans votre consentement pour 43 %, des messages pornographiques sur mail ou SMS pour 29 %, d'un acte de pénétration avec violence, contrainte ou surprise (définition du viol) pour 12 %.

1 : Sondage Ifop pour la Fondation Jean-Jaurès. Enquête sur les violences sexuelles, février 2018.

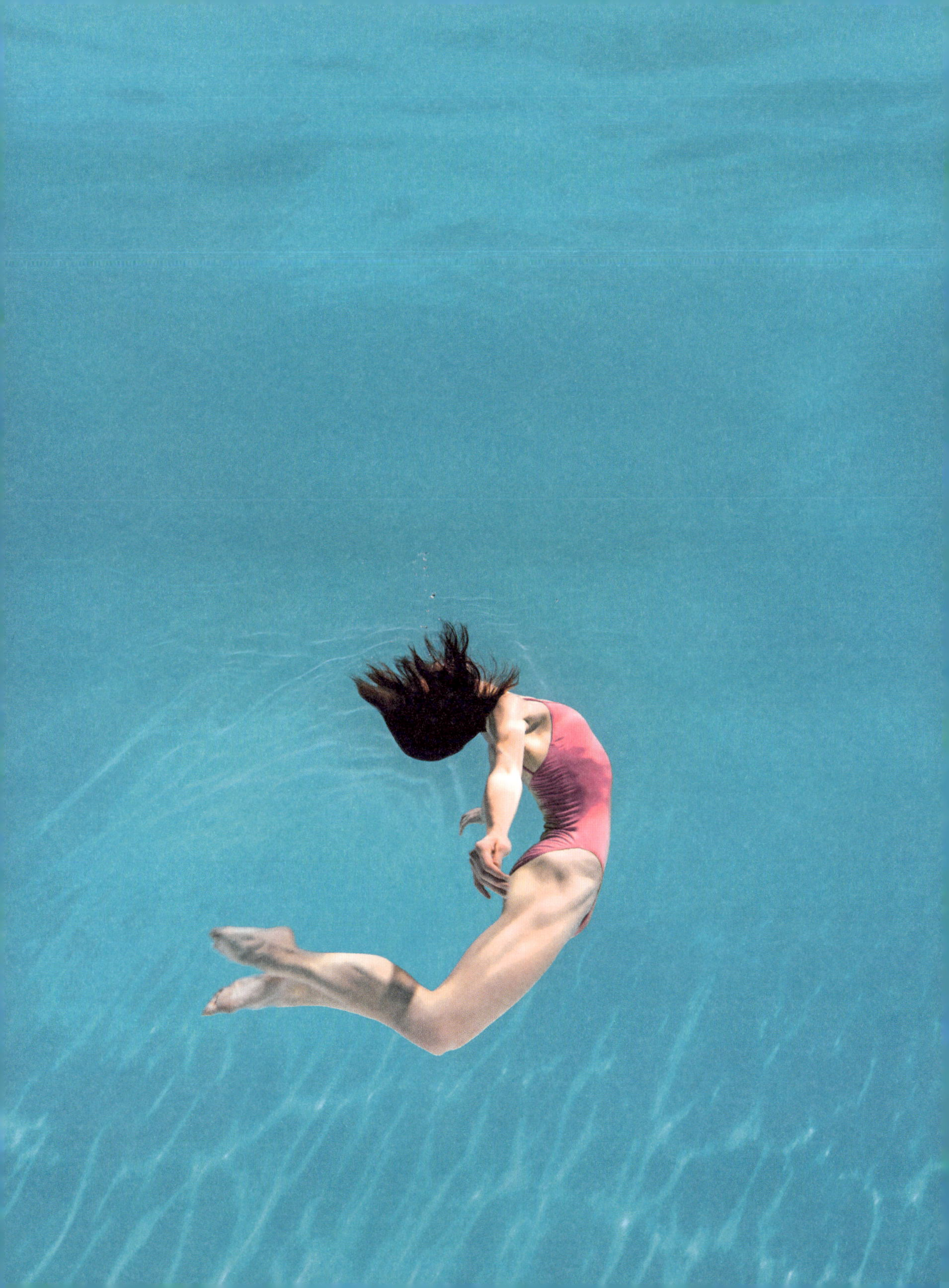

Semaine 4

SEXE ET DÉSIR

Le rapport sexuel est trop souvent réduit à la simple et sacro-sainte pénétration. En se privant de la multitude de variétés offertes par les caresses, baisers et autres jeux sexuels qui permettent d'instaurer une ambiance favorable, on peut passer à côté de tout un pan du plaisir ignoré.

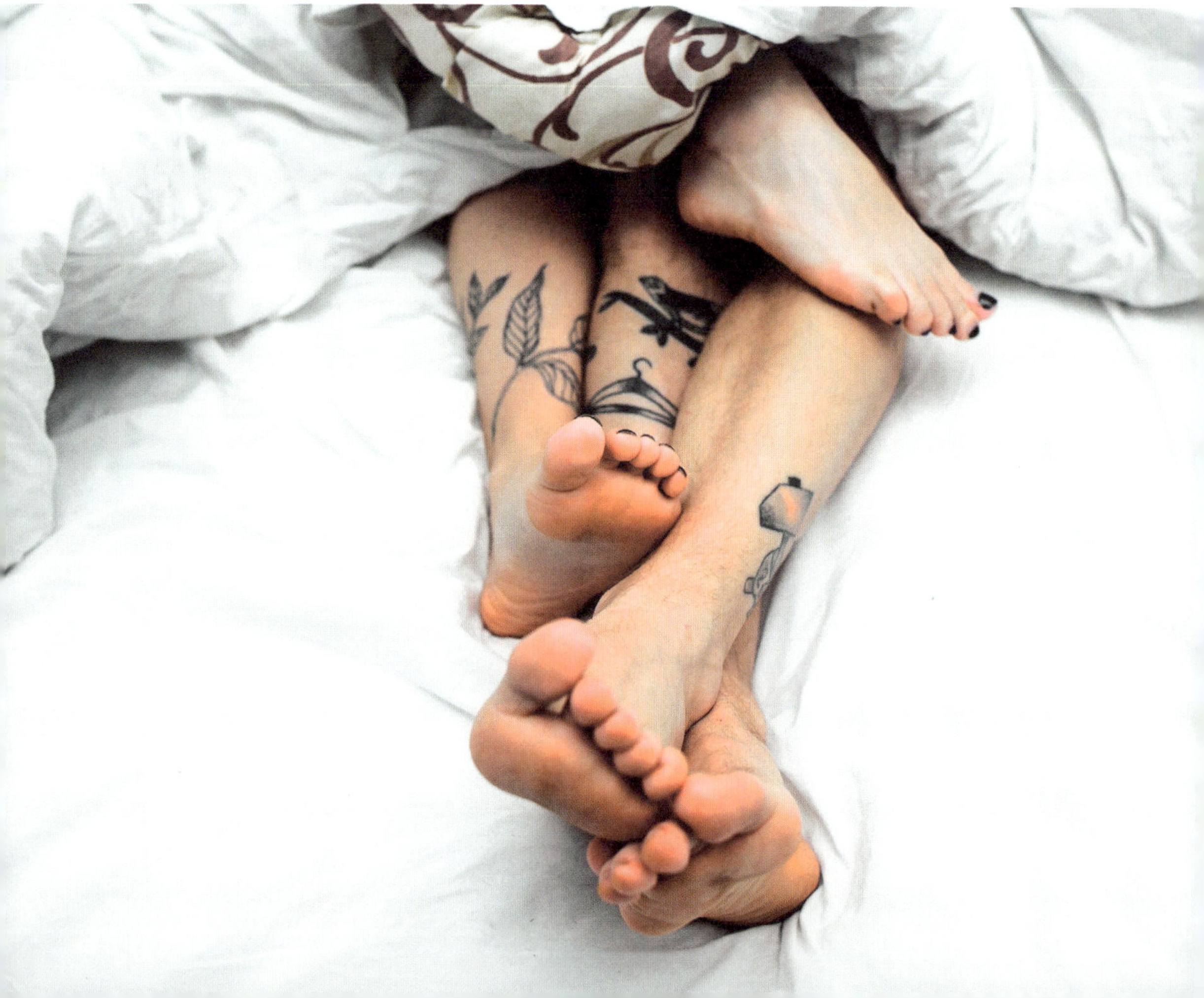

Le cerveau, premier organe du plaisir

Le cerveau est le premier organe du plaisir et de l'érotisme. Sans entrer dans les détails neurologiques qui ne sont pas l'objet de ce livre, il est l'acteur clé du plaisir, des modifications physiologiques qu'il entraîne, donc de l'excitation et de la « qualité » du rapport sexuel. Les stimuli auxquels il réagit peuvent être variés : la vue de son partenaire, des caresses, des baisers, des mots (pas forcément) doux, une odeur, un son, l'imagination, un souvenir, un fantasme, une situation... Le cerveau a aussi le pouvoir d'inhiber cette excitation si des stimuli négatifs viennent perturber le désir. Il peut s'agir de la peur, l'anxiété ou tout simplement le fait que ça ne soit pas le moment ou le lieu adaptés.

Le désir, déclencheur du rapport sexuel

Pour moi, le rapport sexuel commence par l'envie, les paroles, l'attitude, le baiser, les caresses... Il ne faut vraiment pas oublier cette partie du rapport sexuel car elle est nécessaire à la mise en conditions. Elle est tout aussi agréable que les jeux sexuels effectués sur le sexe. De plus cette phase permet de faire monter l'excitation et de créer l'envie alors que les zones érogènes les plus évidentes hors ambiance érotiques peuvent être des zones qui créent de la gêne ou de la douleur si elles sont abordées sans consentement.

Semaine 4

Pratiquer la masturbation pour stimuler vos zones érogènes

22 % des femmes ne connaissent pas bien leurs zones érogènes (9 % chez les bisexuelles et homosexuelles), et ce chiffre s'élève à 42 % chez les 18-24 ans. La masturbation a comme rôle essentiel de se découvrir soi-même et ses zones érogènes. Eh oui ! La sexualité demande parfois de l'entraînement. Elle permet ensuite de pouvoir guider son partenaire pour atteindre une jouissance mutuelle. Elle valorise son indépendance et son autonomie, en permettant de ne pas dépendre de l'autre pour se faire du bien, et permet de booster sa féminité et sa confiance en soi.

Les zones érogènes

Toutes les femmes n'ont pas la même sensibilité. La bouche, les bras, les cuisses, le dos, les fesses, la nuque, les oreilles, les organes sexuels, les pieds, les seins, le ventre, l'anus sont autant de zones à potentiel érogène dont l'excitabilité variera selon chacune. Il est intéressant de savoir que quasiment toutes les parties du corps peuvent devenir érogènes si elles sont sollicitées régulièrement lors des rapports charnels. Voici les principales :

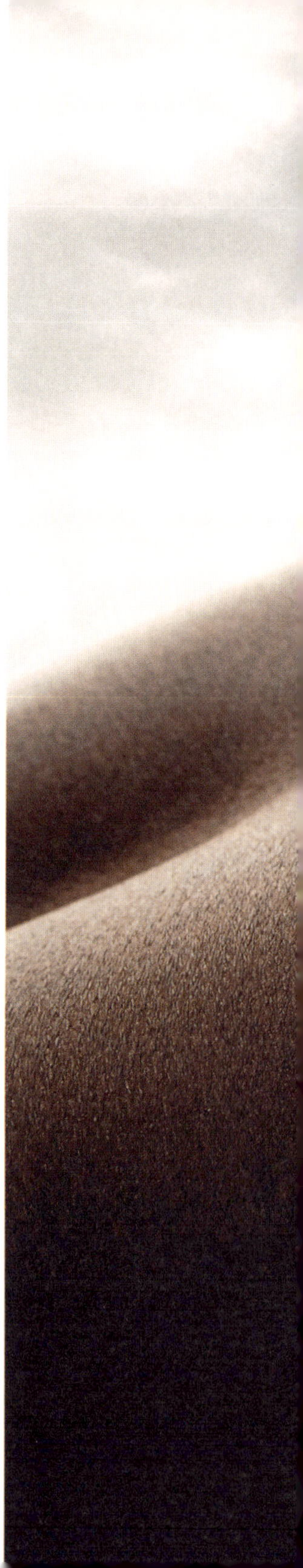

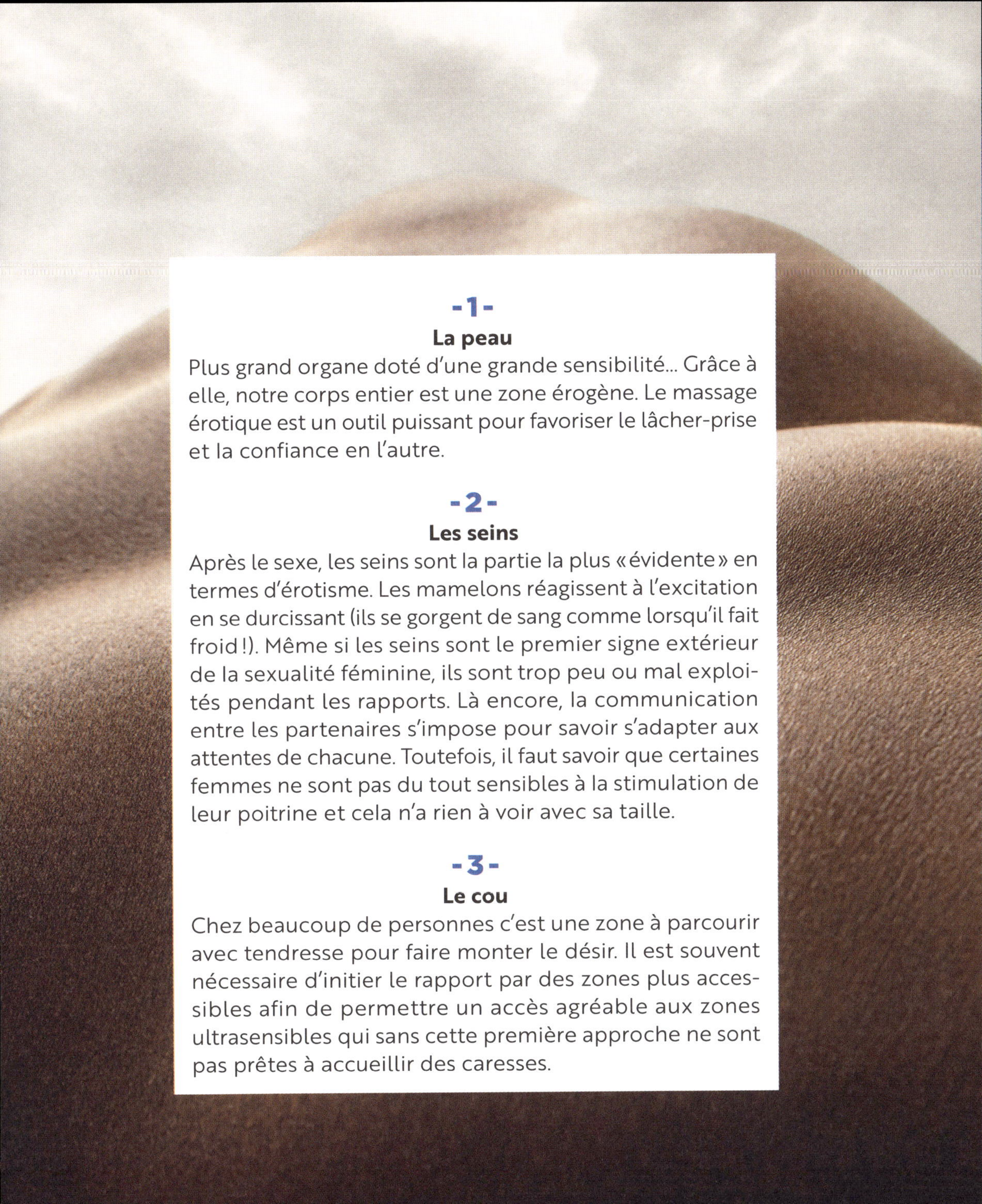

-1-

La peau

Plus grand organe doté d'une grande sensibilité… Grâce à elle, notre corps entier est une zone érogène. Le massage érotique est un outil puissant pour favoriser le lâcher-prise et la confiance en l'autre.

-2-

Les seins

Après le sexe, les seins sont la partie la plus « évidente » en termes d'érotisme. Les mamelons réagissent à l'excitation en se durcissant (ils se gorgent de sang comme lorsqu'il fait froid !). Même si les seins sont le premier signe extérieur de la sexualité féminine, ils sont trop peu ou mal exploités pendant les rapports. Là encore, la communication entre les partenaires s'impose pour savoir s'adapter aux attentes de chacune. Toutefois, il faut savoir que certaines femmes ne sont pas du tout sensibles à la stimulation de leur poitrine et cela n'a rien à voir avec sa taille.

-3-

Le cou

Chez beaucoup de personnes c'est une zone à parcourir avec tendresse pour faire monter le désir. Il est souvent nécessaire d'initier le rapport par des zones plus accessibles afin de permettre un accès agréable aux zones ultrasensibles qui sans cette première approche ne sont pas prêtes à accueillir des caresses.

Semaine 4

DU DÉSIR AU PLAISIR

Le rapport sexuel est initié par l'excitation, entretenue et intensifiée par une gestuelle érotique. Il se poursuit par un ou des orgasmes, puis une phase de résolution. Alors que chez l'homme, l'orgasme est suivi d'une phase de résolution durant laquelle il ne peut plus avoir d'érection, la femme, quant à elle, peut avoir des rapports multi-orgasmiques. Découvrez la réponse de votre corps face au désir !

Désir spontané et désir responsif

Lorsque le désir précède l'excitation, on le qualifie de « spontané » et c'est le plus répandu dans l'imaginaire collectif. Cependant, j'ai pu observer au cours de conversations avec de nombreuses femmes, que le désir est la plupart du temps « réactif » ou « responsif ». Ce désir n'est pas l'initiateur de l'excitation, mais une réponse à une stimulation (caresses, baisers, gestes érotiques). La plupart des femmes ont besoin d'être stimulées avant de ressentir du désir. Pour les hommes en revanche, le désir spontané est le plus fréquent, ils ont plus de facilité à avoir une érection à la simple vue d'une image qui les excite, sans aucune stimulation physique.

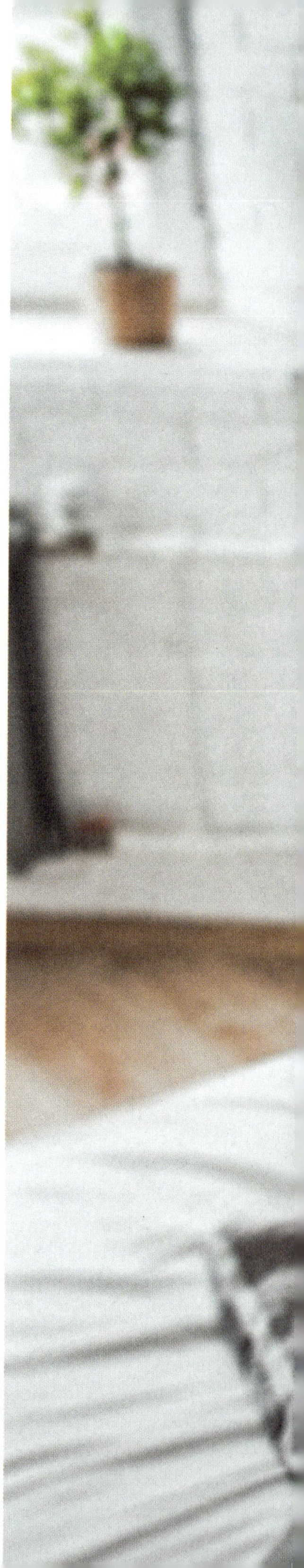

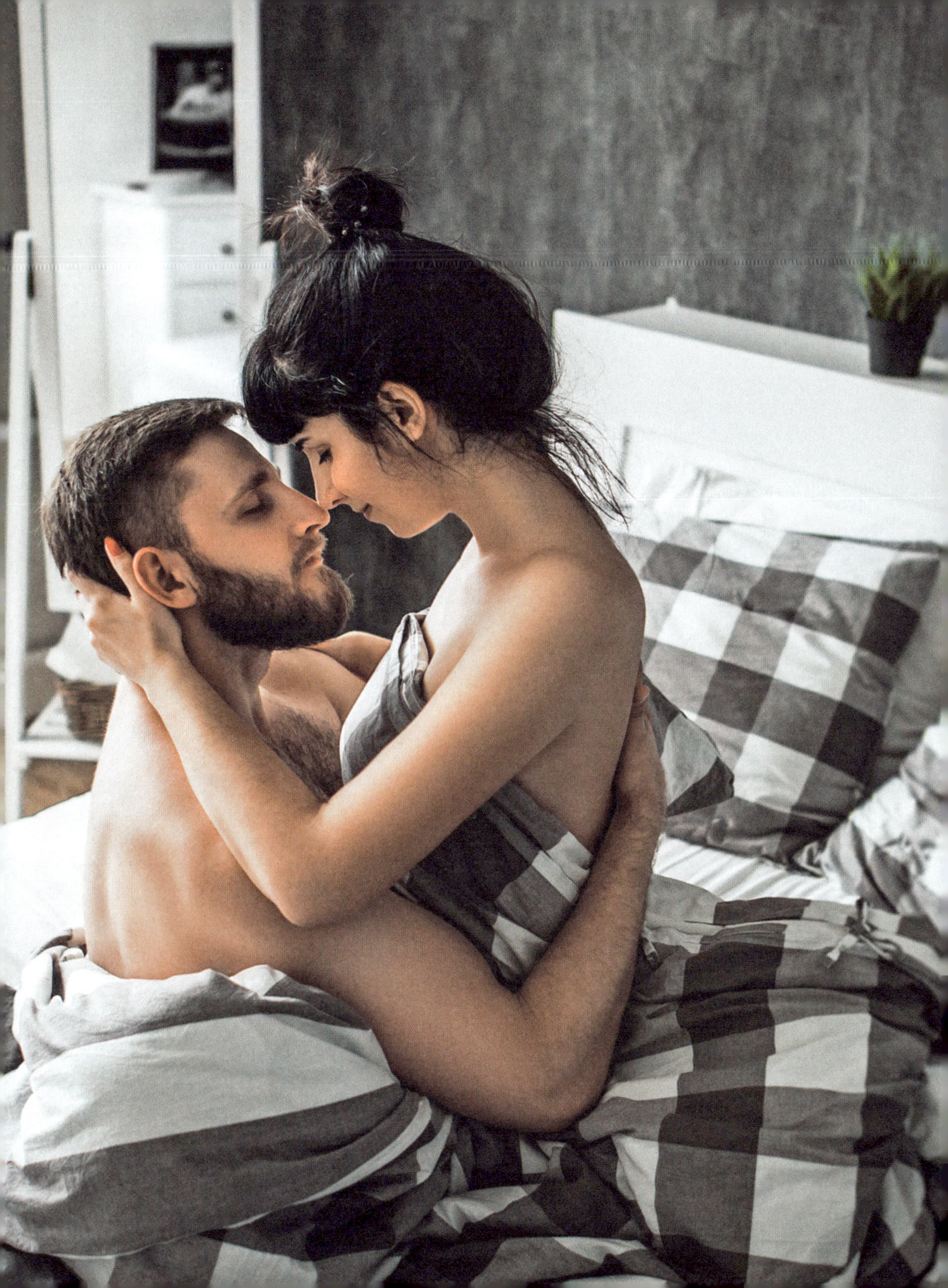

Semaine 4

De l'excitation… à la résolution

- 1 -

L'excitation

Ce sont les manifestations physiques et physiologiques du désir qui, lui, est psychologique. Elle est accompagnée chez les hommes, comme chez les femmes, de l'accélération du rythme cardiaque, l'érection des mamelons et du clitoris ou du pénis, la lubrification, l'augmentation du tonus des muscles du périnée, la dilatation des pupilles, l'augmentation de la sensibilité de la peau, une sensation de chaleur, une rougeur diffuse (visage, thorax, abdomen). Chez la femme, il y a aussi un gonflement des seins et des parties génitales (la vulve, les parois du vagin) avec un élargissement du vestibule et un allongement du vagin. L'excitation s'accompagne en outre d'un « état de conscience modifiée » qui peut aller jusqu'au véritable lâcher-prise. Cette capacité d'attention et d'« éveil » permet de développer sa créativité, d'enrichir sa sexualité, en abandonnant tabous et barrières psychologiques.

- 2 -

Plateau

Pendant la phase de plateau, l'excitation est entretenue. C'est toute la phase d'excitation intense qui précède l'orgasme et elle peut aussi en elle-même contenir des petits paliers constitués de mini-orgasmes aboutissant eux aussi au sentiment de plénitude de l'orgasme mais de façon plus étalée.

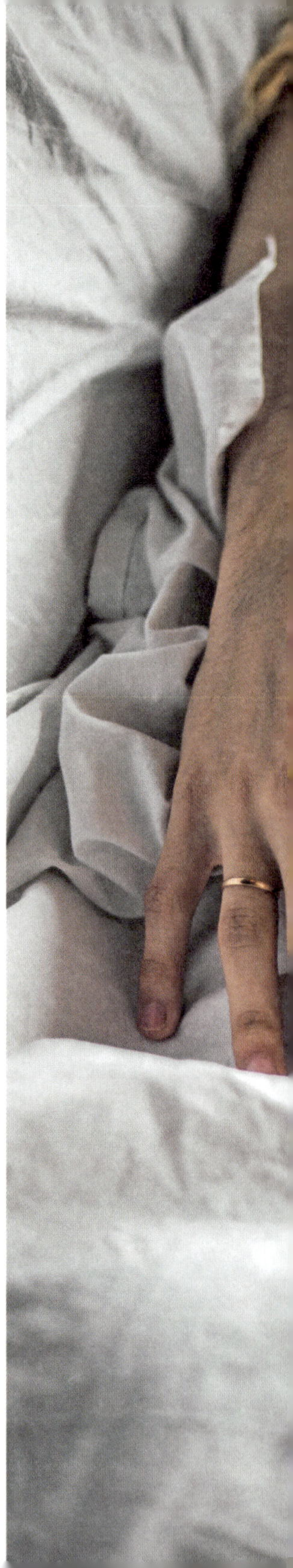

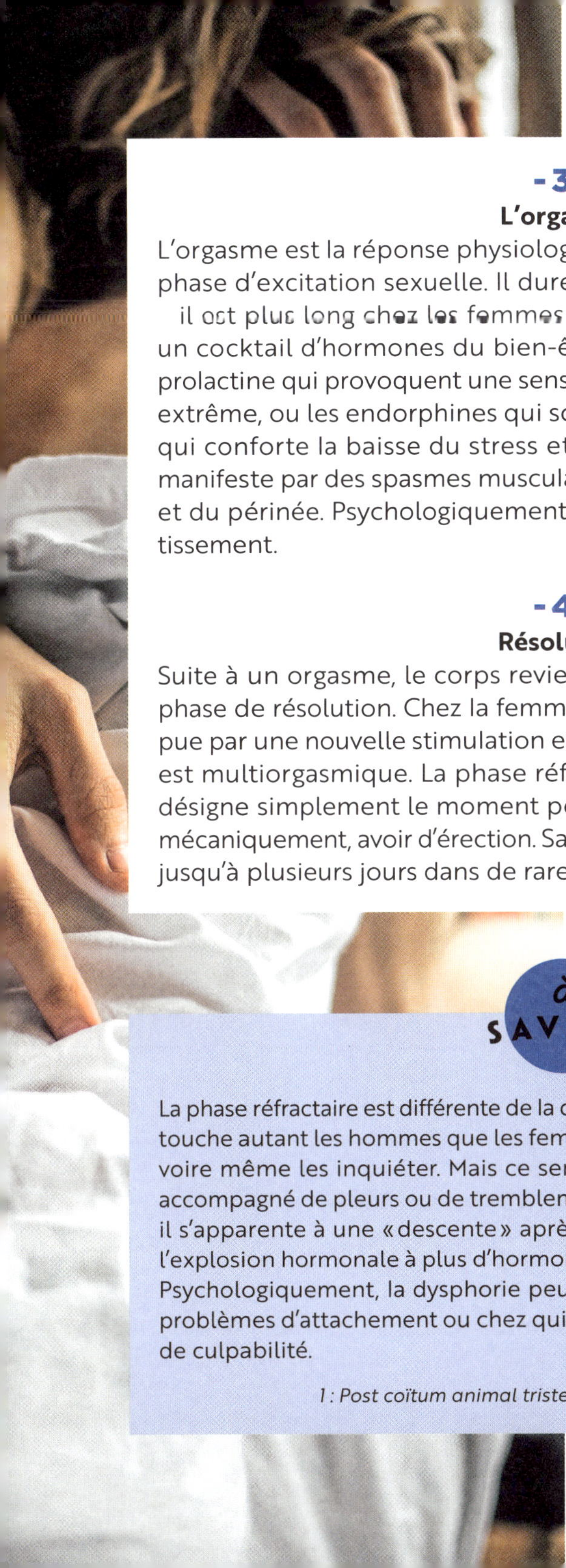

-3-

L'orgasme

L'orgasme est la réponse physiologique qui a lieu au maximum de la phase d'excitation sexuelle. Il dure en moyenne de 6 à 25 secondes – il est plus long chez les femmes que chez les hommes – et libère un cocktail d'hormones du bien-être, notamment l'ocytocine et la prolactine qui provoquent une sensation de béatitude, une jouissance extrême, ou les endorphines qui sont antidouleur, et la vasopressine qui conforte la baisse du stress et de l'anxiété. Physiquement, il se manifeste par des spasmes musculaires rythmés au niveau de l'utérus et du périnée. Psychologiquement, il procure une sensation d'aboutissement.

-4-

Résolution

Suite à un orgasme, le corps revient vers son état de repos, c'est la phase de résolution. Chez la femme, cette phase peut être interrompue par une nouvelle stimulation et un nouvel orgasme, on dit qu'elle est multiorgasmique. La phase réfractaire concerne les hommes et désigne simplement le moment pendant lequel ils ne peuvent plus, mécaniquement, avoir d'érection. Sa durée est très variable allant même jusqu'à plusieurs jours dans de rares cas.

à SAVOIR

La phase réfractaire est différente de la dysphorie post-coïtale[1] : Ce phénomène touche autant les hommes que les femmes et peut en surprendre certain·e·s, voire même les inquiéter. Mais ce sentiment de tristesse, de repli, parfois accompagné de pleurs ou de tremblements est courant. Physiologiquement, il s'apparente à une « descente » après une prise de drogue, le passage de l'explosion hormonale à plus d'hormones du tout crée ce sentiment de vide. Psychologiquement, la dysphorie peut toucher des personnes qui ont des problèmes d'attachement ou chez qui le sexe s'accompagne d'un sentiment de culpabilité.

1 : Post coïtum animal triste (en latin) : « après le coït, la chair est triste. »

Semaine 4

STIMULEZ VOTRE LIBIDO

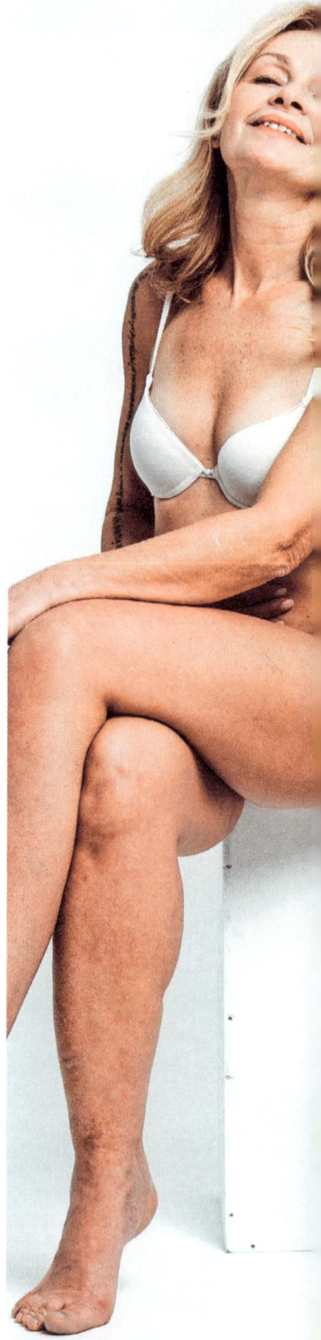

La libido est notre capacité à avoir du désir sexuel. Elle varie tout au long de la vie en fonction de différents facteurs — les hormones, le stress, la fatigue, la charge mentale. Le sexe fonctionne en système de récompense, ce n'est pas uniquement, comme certains le pensent — merci docteur Freud ! — une pulsion nécessaire à la survie de l'espèce. Le sexe est la recherche du plaisir et plus c'est agréable plus on en a envie.

Agissez sur votre libido

Chez la femme le désir est souvent réactif à des caresses mais évidemment très sensible aux messages qui parviennent du cerveau. Le stress, la fatigue, les complexes, la peur d'avoir mal sont autant de stimuli négatifs qui peuvent éteindre le désir à tout moment. Il est donc important d'analyser ce qui augmente le désir et ce qui le freine pour pouvoir agir sur la libido. Pour l'augmenter, vous pouvez essayer de réunir des conditions appropriées en créant par exemple un rituel qui vous convient. Pour certain·es, il consistera à prendre une douche pour déconnecter et se sentir prête, puis à plonger la chambre dans le noir total pour être à l'écoute de ses sens. Pour d'autres, un massage sensuel, pour d'autres encore une musique, une odeur, une discussion coquine… peu importe du moment que ça éveille le désir.

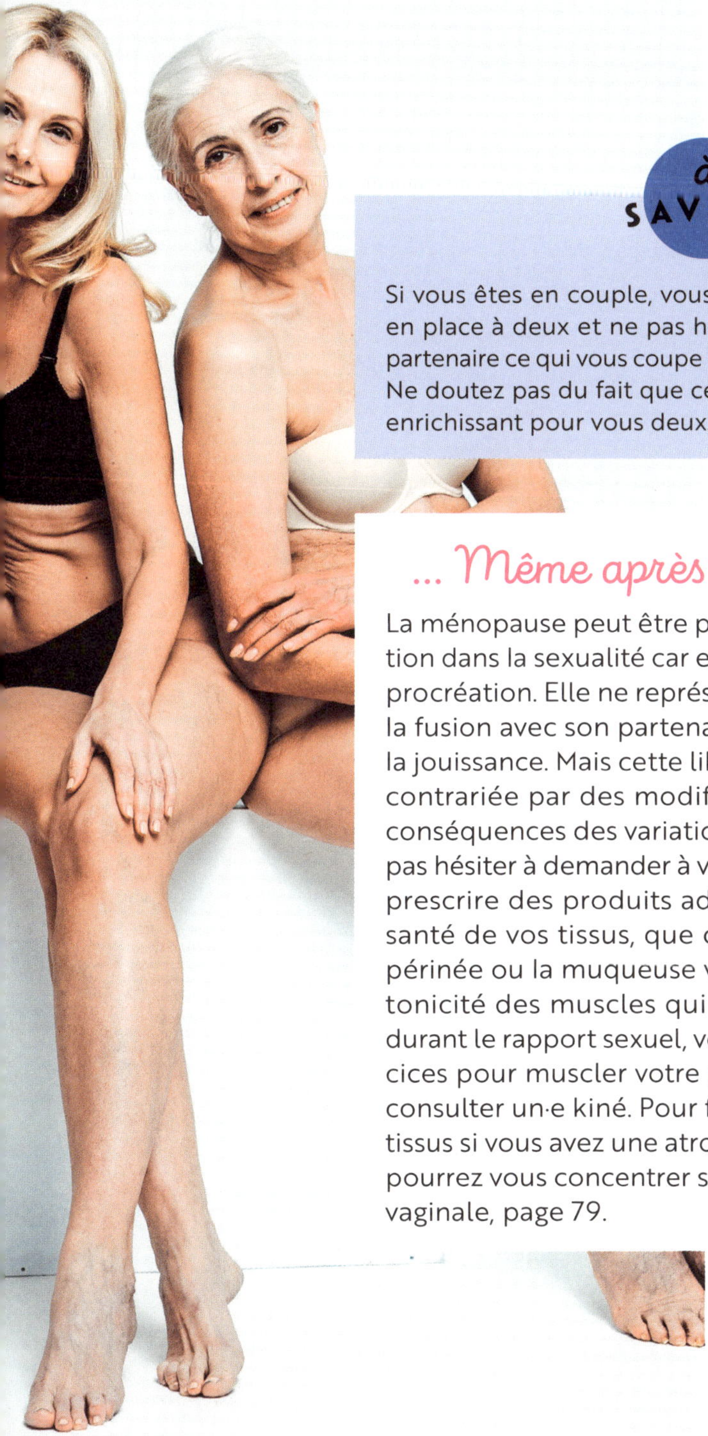

à SAVOIR

Si vous êtes en couple, vous pourrez mettre ces rituels en place à deux et ne pas hésiter à partager avec votre partenaire ce qui vous coupe le désir ou ce qui l'augmente. Ne doutez pas du fait que cet échange sera gratifiant et enrichissant pour vous deux.

… Même après la ménopause !

La ménopause peut être perçue comme une libération dans la sexualité car elle n'est plus associée à la procréation. Elle ne représente plus que le plaisir et la fusion avec son partenaire, sans autre enjeu que la jouissance. Mais cette liberté nouvelle est parfois contrariée par des modifications physiologiques, conséquences des variations hormonales. Il ne faut pas hésiter à demander à votre gynécologue de vous prescrire des produits adaptés pour entretenir la santé de vos tissus, que ce soient les muscles du périnée ou la muqueuse vaginale. Pour favoriser la tonicité des muscles qui permet un bon contact durant le rapport sexuel, vous pouvez faire des exercices pour muscler votre périnée (voir page 75) ou consulter un·e kiné. Pour favoriser la souplesse des tissus si vous avez une atrophie vulvo-vaginale, vous pourrez vous concentrer sur l'exercice de dilatation vaginale, page 79.

Semaine 4

La libido pendant la grossesse

L'idée reçue selon laquelle la femme enceinte, avec ses hormones en effervescence, a une libido débordante est très variable d'une femme à l'autre et au cours de la grossesse. En effet, la libido ne dépend pas uniquement des hormones mais beaucoup plus de l'état psychologique et, même si la grossesse est une étape magique de la vie et un peu euphorisante, elle s'accompagne aussi de son poids de stress, avec les examens pour voir si tout va bien, les doutes et questionnements personnels pour savoir si on sera une bonne maman, si on arrivera à tout gérer, etc.
Certaines femmes sont aussi très stressées car une grossesse précédente a pu mal se passer… et je vois encore beaucoup de femmes qui culpabilisent en croyant être les seules à ne pas avoir cette libido. Pour d'autres, il y a aussi le·la partenaire qui, de peur de faire mal au bébé ou simplement parce que ce corps de future mère lui inspire plus de tendresse que de sexe, ne souhaite plus faire l'amour. Alors on peut rassurer les partenaires pour leur dire qu'une pénétration de la taille d'un sexe masculin si grand qu'il soit ne risque pas de faire mal au bébé ni de perturber la grossesse sauf peut-être en cas de grossesse pathologique, mais dans ce cas-là l'obstétricien vous en informera.

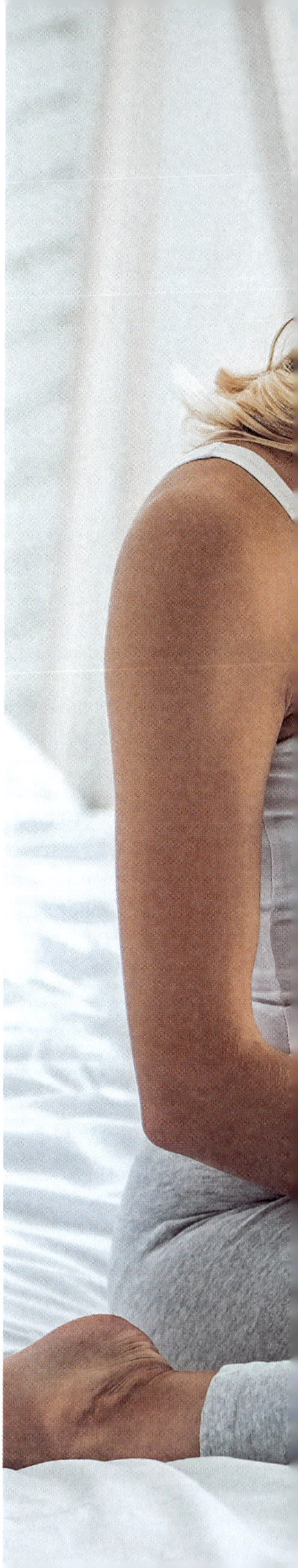

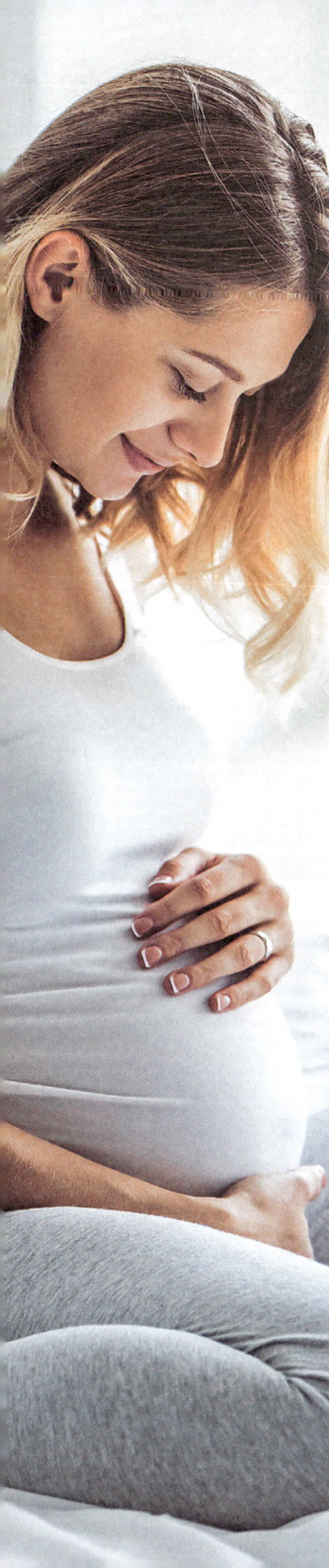

Post-partum

La période du post-partum est une période doublement sensible. Une nouvelle préoccupation de chaque instant avec la zone de l'amour envahit par ce petit être. Avec parfois un baby blues, aussi suivi d'une dépression du post-partum. Le manque de désir sexuel est donc un phénomène assez courant. La femme doit déjà se réapproprier son corps, sa féminité et son sexe. Les jeunes mamans sont souvent débordées par tout le nouveau quotidien à gérer et ont plus de mal à s'occuper d'elles-mêmes ou de leur partenaire car elles sont focalisées sur leur devoir de remplir les besoins de leur bébé. Il y a donc moins de place pour la séduction et l'érotisme. Ceci n'est pas valable pour toutes les femmes évidemment ! Certaines ont une libido importante après la grossesse car, au contraire, elles ont besoin de se ressentir femme et pas seulement mère.
Dans tous les cas, je pense qu'il sera important pour l'équilibre du couple d'essayer de se trouver des moments de tendresse et de travailler à retrouver le désir de l'autre.

à SAVOIR

Nous avons la chance d'accoucher dans des pays développés où la médicalisation permet un taux de réussite lors des accouchements très élevé. Cependant, cette surmédicalisation et la « froideur » qui l'accompagne, surtout lorsque le personnel est débordé, peut générer des situations traumatisantes pour de nombreuses mamans. Aujourd'hui, de plus en plus de femmes prennent la parole pour dénoncer les violences obstétricales qui peuvent en outre devenir des causes de vaginisme ou de dyspareunies chez des patientes traumatisées.

Semaine 4

EN PRATIQUE

Dans ce chapitre, nous avons vu l'intérêt de la masturbation pour découvrir vos envies. Les exercices de cette semaine consisteront à vous masturber exclusivement en externe pour découvrir l'étendue des possibilités aussi bien au niveau du clitoris que des autres zones érogènes. Vous pouvez vous équiper d'accessoires qui vous donnent envie, voici une petite liste pour faire vos choix :

- Vos mains sont évidemment le premier accessoire dont vous pourrez vous servir, que ce soit par des caresses douces, des vibrations, des pressions, vous pourrez aussi vous servir d'eau chaude, froide, d'huile avec différentes propriétés, d'un ventilateur pour augmenter la sensation de froid ou au contraire de chauffage pour rendre la pièce plus chaude, de votre baignoire pour tester ces mêmes stimulations mais dans l'eau.
- La plume pourra vous servir à réveiller vos sensations au niveau cutané, la peau étant le plus grand organe érogène du corps.
- Le womenizer pourra vous aider à explorer la sensibilité du gland du clitoris mais vous pouvez aussi le tester sur d'autres zones.
- Un stimulateur clitoridien vibrant peut aussi être testé sur les différentes zones de la vulve.

Durant ces masturbations, je vous invite à essayer de ressentir les réactions et modifications de vos seins, de votre vulve, des muscles de votre vagin, de votre utérus, afin de savoir identifier leur état d'excitation.

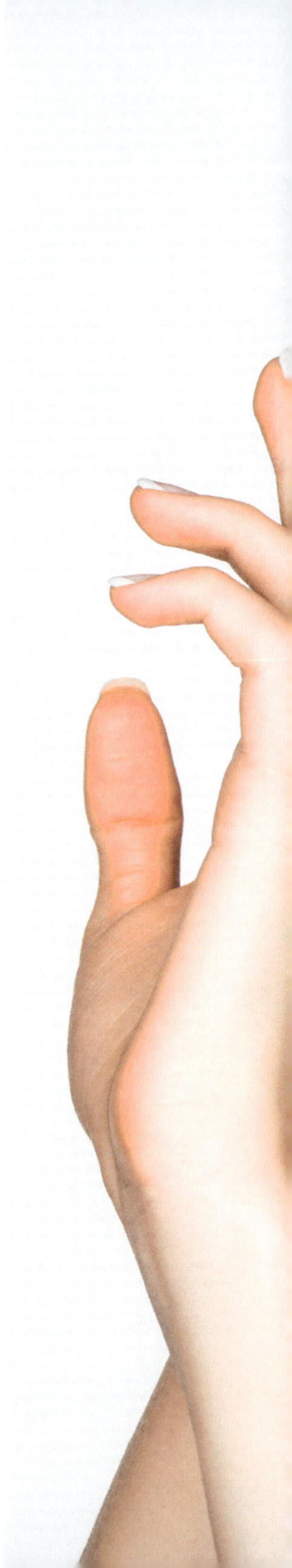

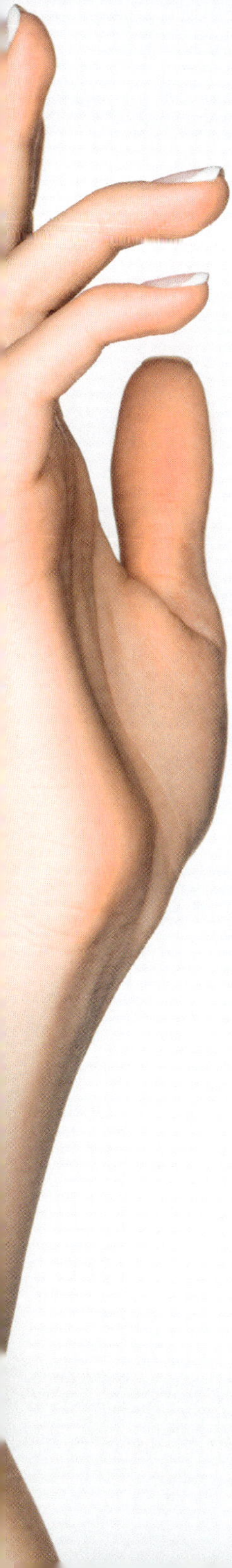

Mesure de précaution

N'oubliez pas de vous installer dans une atmosphère stimulante soit par des lectures, par des pensées, de la musique, créez le rituel et l'ambiance érotiques qui vous conviennent. Tout comme les exercices des semaines passées, il sera important de vous sentir en sécurité, dans un cocon dans lequel personne ne pourra venir vous déranger.

En parallèle, pour celles qui ont des douleurs, du vaginisme ou des soucis d'introduction, ne projetez pas une éventuelle pénétration, mais restez focalisée sur toutes les zones érogènes externes, il y a assez de sujets à explorer. Vous pourrez petit à petit, en douceur, vous approcher du vestibule sans le pénétrer afin de ne pas créer de réaction de fermeture.

Semaine 4

EXERCICE À DEUX OU PLUS ! : LA COMMUNICATION AU SERVICE DU PLAISIR

Si vous avez un·e partenaire, vous pouvez continuer les massages en y ajoutant les zones sexuelles tout en vous interdisant ce qui est pénétratif afin de vous laisser le temps d'explorer le reste. Essayez de ressentir ce qui vous provoque le plus d'excitation afin de pouvoir ensuite vous guider l'un·e l'autre vers le plaisir.

1- Vous avez déjà pris l'habitude les semaines passées de mettre des mots sur vos ressentis, continuez, n'hésitez pas à dire ce qui vous plaît, ce qui vous plaît moins, si il y a des modifications à faire...

2- Vous pouvez aussi jouer avec la lumière, allumée vous pourrez être excitée par des visions de son corps, éteinte ou les yeux bandés, vous pourrez être excitée par le fait d'être focalisée sur le toucher et l'effet de surprise.

3- N'oubliez pas que l'exercice est mutuel et que vous devez aussi vous concentrer sur le plaisir de l'autre. Vous pouvez par exemple alterner les phases ou essayer de réveiller des zones érogènes de votre partenaire.

4- Ne soyez pas fermée, allez-y toujours en douceur et vous serez peut-être surprise de vous rendre compte qu'avec la répétition, une stimulation qui pouvait être anodine et ne rien provoquer va devenir très excitante.

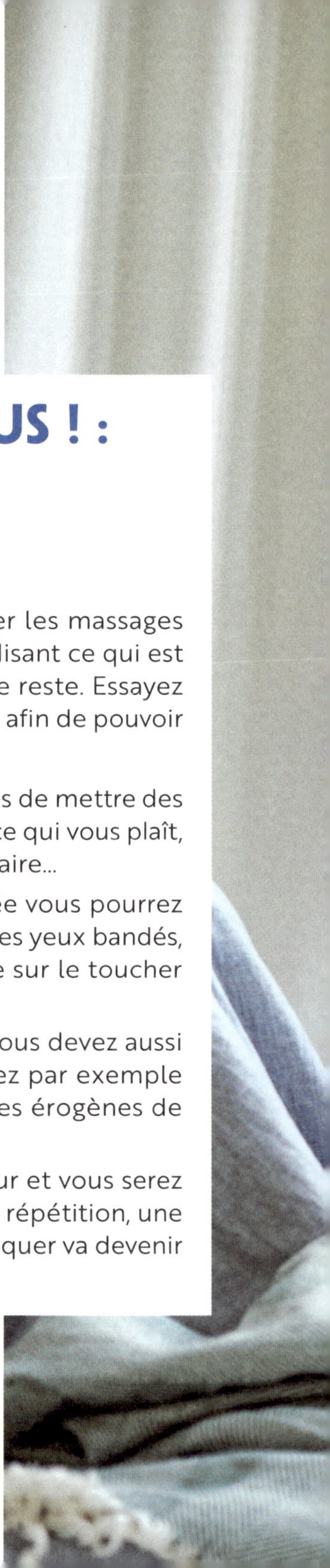

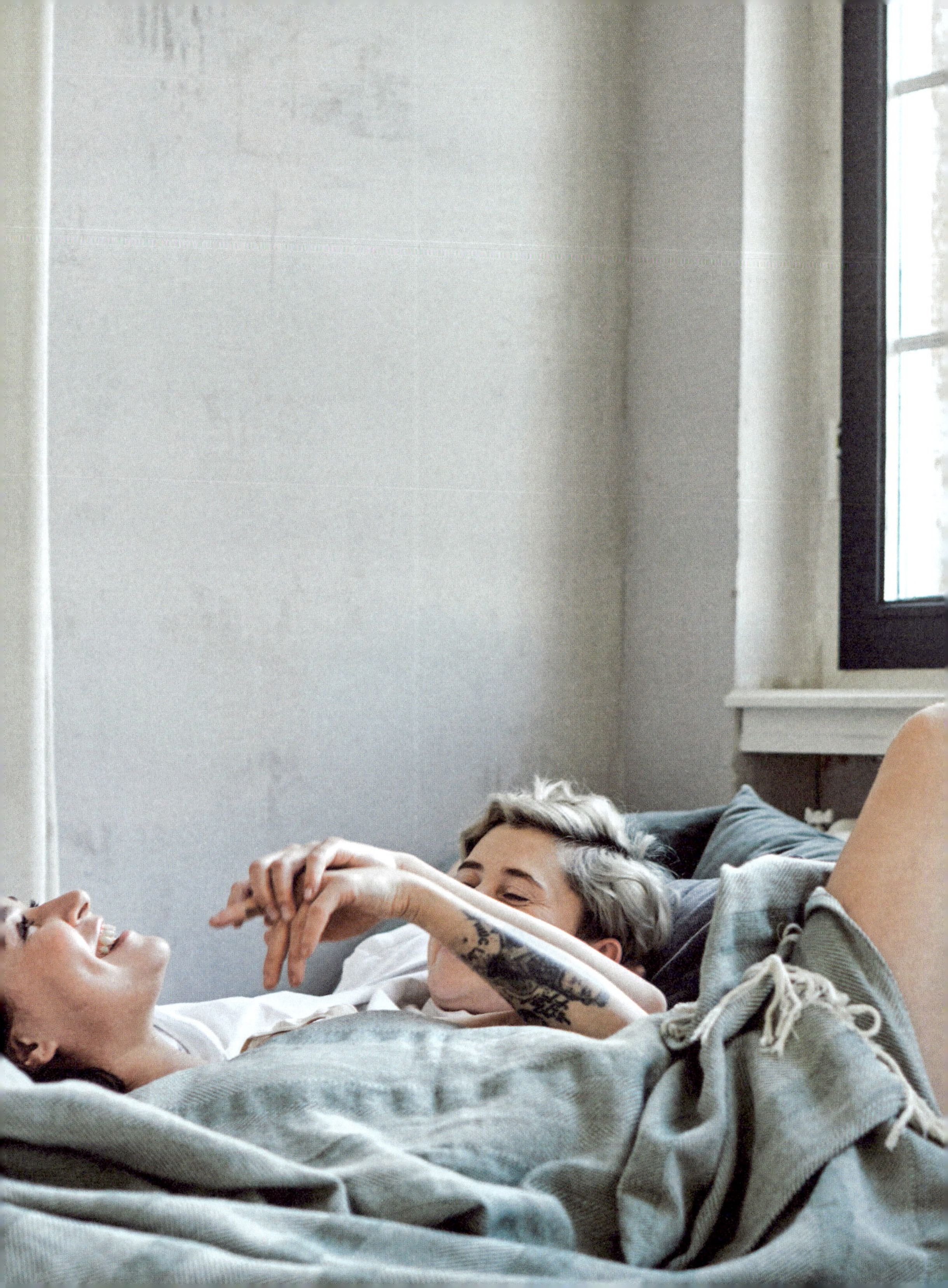

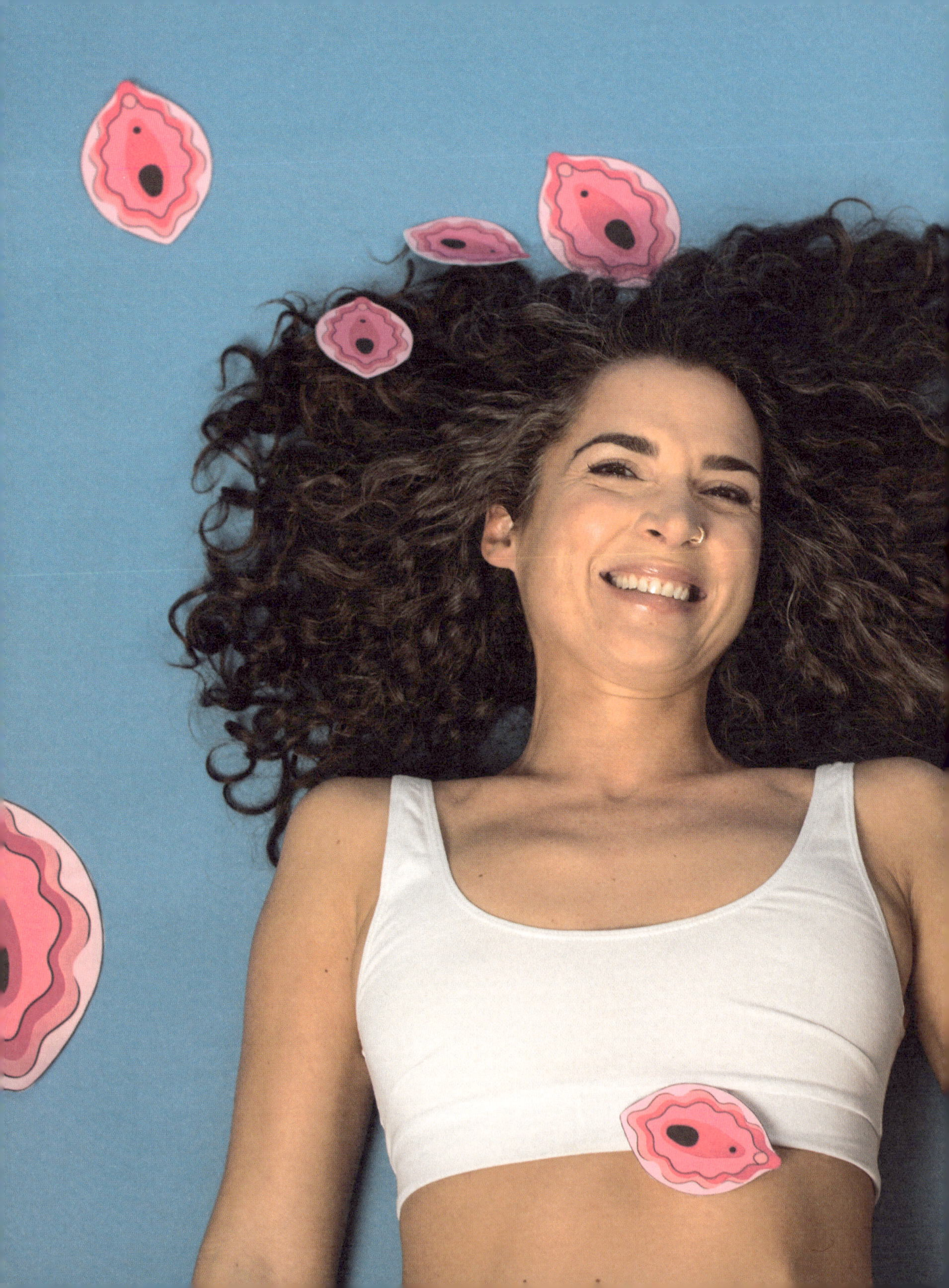

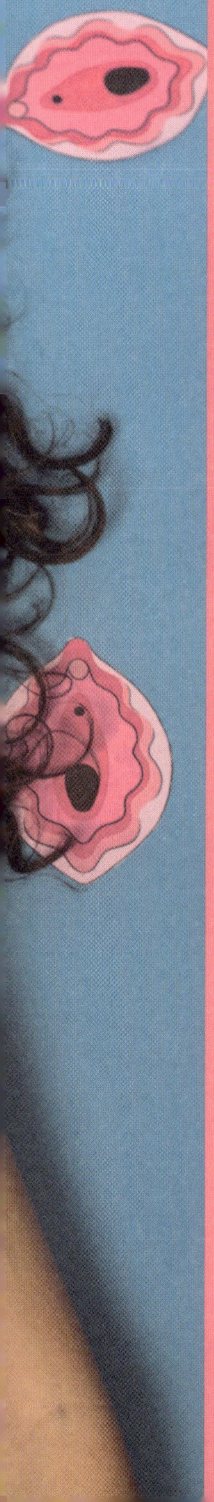

Semaine 5

LE PLAISIR DANS TOUS SES ÉTATS

La testostérone est l'hormone du désir sexuel. L'ocytocine sécrétée au cours d'un rapport sexuel et qui est aussi responsable du lien mère-enfant, permet de nous rendre plus proche et liés l'un à l'autre dans un couple. Elle aurait aussi un rôle dans la prévention du cancer du sein. Le rapport sexuel est une activité physique. Il permet d'activer le système cardiovasculaire, d'éliminer les toxines et de tonifier les muscles avec tous les bienfaits que cela implique. Les endorphines sécrétées en grande quantité durant l'orgasme entraînent une sensation de calme et de bien-être qui aide à lutter contre la morosité, les douleurs, le stress voire les dépressions. C'est aussi cette hormone qui peut rendre dépendant au sport. Bref, vous l'aurez compris, le sexe c'est bon pour la santé !

« L'érotisme exige une obscénité légèrement sublimée [...], une obscénité poétique. »

Boris Vian

Semaine 5

OBJECTIF JOUISSANCE

On ne le dira jamais assez, la communication est la clé de toute relation. Que ce soit pour une nuit ou pour la vie, il ne faut pas oublier que l'autre n'est pas devin. Si vous n'avez pas appris à exprimer de façon claire vos attentes et vos émotions, vous ne pouvez pas reprocher à votre partenaire de ne pas les comprendre.

Ne cherchez plus à être un bon coup

Le rapport sexuel n'est en rien normé et les subtilités sont spécifiques à chacun·e. « Être un bon coup », ne veut rien dire : on est forcément « le bon coup de quelqu'un·e » ! L'alchimie du désir et du plaisir est tellement complexe qu'elle ne saurait être réduite à une performance technique, aussi impressionnante soit-elle ! La pornographie par exemple, propose une vision ultra normative d'une sexualité chorégraphiée qui ne correspond pas à la réalité. En essayant de reproduire ces scénarios joués par des « athlètes » du sexe, aucun homme, ni aucune femme ne peut être satisfait du résultat et cela peut même nourrir des complexes et des pathologies. La communication est essentielle car son but est réciproque, la découverte et la jouissance mutuelle. En outre, aucun être désirant n'est identique et ce qui pouvait être très agréable pour ses partenaires précédent·e·s ne le sera peut-être pas pour vous. Partez du principe que ses connaissances sont très certainement plus limitées que les vôtres, surtout si votre partenaire n'a pas le même sexe que vous.

à SAVOIR

Certain·e·s (beaucoup...) simulent des orgasmes pour ne pas faire de peine à leur partenaire ou pour en finir lorsqu'ils·elles en ont marre. Même si elle part d'un bon sentiment, cette pratique est une catastrophe car elle encourage votre partenaire à recommencer le même type de stimulation pour vous faire plaisir. Il reproduira donc ce qui ne vous convient pas et vous entrerez dans un cercle vicieux ! Il n'y a pas d'obligation à atteindre l'orgasme à chaque rapport, la jouissance est un apprentissage et il ne faut pas trop se mettre de pression pour l'atteindre au risque de ne pas profiter du plaisir de tout le reste de l'acte sexuel.

Vous n'êtes pas frigide

Si toutes les conditions ne sont pas réunies, une femme peut avoir le désir de sexe mais ne pas éprouver de plaisir à ce moment-là pour de nombreuses raisons. C'est comme la panne, ça peut arriver aux hommes sans qu'il y ait ni pathologie ni manque de désir. La définition courante est une femme qui n'a pas d'orgasme ou pas de désir. Comme vous l'aurez compris, je déteste ces termes qui catégorisent les personnes par rapport à leurs préférences en termes de sexualité ou à l'existence de celle-ci ou non. La sexualité ça s'apprend. Ne jamais avoir eu un orgasme ou de désir ne définit pas une personne.

Semaine 5

Le sexe non pénétratif

50 % des femmes aimeraient que les « préliminaires » durent plus longtemps ! Dans les descriptions classiques, le terme « préliminaire » vient d'un temps révolu et désigne toute la partie de jeux sexuels, échanges, caresses n'engageant pas de pénétration pour préparer celle-ci. Aujourd'hui, on dira plutôt sexe pénétratif.

Les caresses

Les caresses regroupent tous les jeux sexuels pratiqués avec les mains sur les zones génitales et érogènes, avec ou sans l'utilisation d'accessoires.

Le sexe oral

- **Le cunnilingus** est une stimulation sexuelle de la vulve et du clitoris grâce à la bouche et à la langue. Dans ce cas, les mêmes consignes que celles décrites plus haut pour obtenir une stimulation du clitoris sont à respecter. Il sera alors intéressant de le pratiquer sur la vulve et le clitoris excités. Lécher, mordiller, sucer, pincer, embrasser, souffler et tout ce qui peut passer par la tête est à tenter
- **La fellation** consiste à stimuler les zones érogènes génitales masculines avec la bouche. Vous pouvez appliquer les mêmes principes que pour le cunnilingus. Une erreur courante est de vouloir reproduire ou simuler une pénétration en « avalant » la plus grande partie possible de la verge dans la bouche, au risque de déclencher un réflexe nauséeux, peu compatible avec cet instant « glamour ».
- **L'annulingus** est la stimulation de l'anus par des caresses avec la langue. Beaucoup de femmes n'osent pas explorer cette zone du fait de son lien avec la défécation.

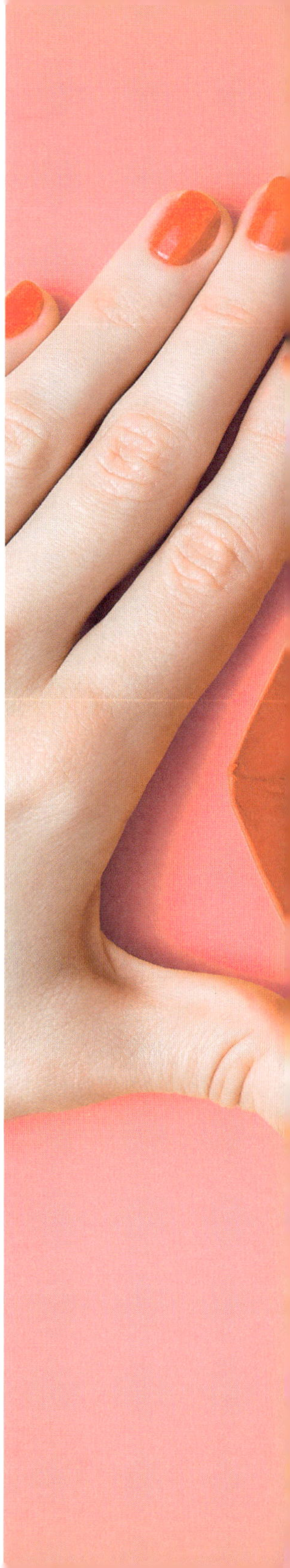

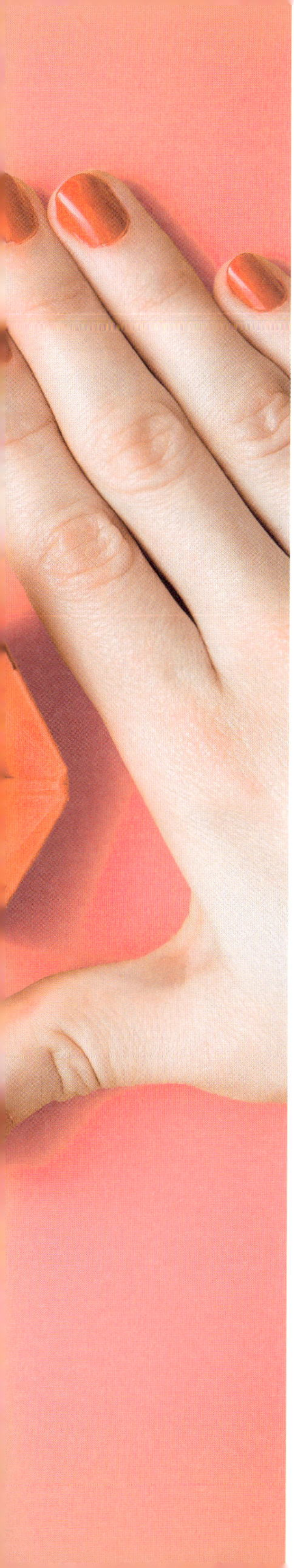

Le sexe pénétratif

Le sexe non pénétratif stimule la lubrification, l'ouverture du clitoris et l'allongement du vagin, conditions nécessaires à une pénétration agréable.

Le rôle de la pénétration

La pénétration permet biologiquement de faire transiter les spermatozoïdes vers l'utérus par le vagin. C'est donc un acte essentiel de la procréation mais pas forcément d'un rapport sexuel satisfaisant. Contrairement à une idée majoritairement partagée, ce ne sont ni la force ni le rythme de la pénétration qui en font sa qualité, mais plutôt l'inclinaison et la pression qui conviennent aux deux partenaires. Elle n'est pas non plus faite pour durer des heures et peut même devenir douloureuse. Écoutez-vous !

La sodomie

Du fait de l'entrée fermée par un double sphincter, une préparation avant pénétration sera encore plus nécessaire que pour une pénétration vaginale. De plus, durant l'excitation, aucune glande ne viendra lubrifier cette zone, un lubrifiant sera donc indispensable. La pénétration devra se faire d'abord par un doigt ou un objet de petit diamètre afin que les tissus, surtout au niveau du sphincter réflexe, s'habituent à l'étirement. Le plus important est donc d'y aller doucement et progressivement. La particularité du sexe anal est que cette zone contient des bactéries qui ne doivent pas se retrouver dans le vagin ou l'urètre sous peine de déclencher des infections. Si vous souhaitez pratiquer une pénétration anale et une vaginale, vous devez changer de préservatif entre les deux ou commencer par le vaginal et finir par l'anal.

ZOOM sur

L'ANATOMIE MASCULINE

Les zones érogènes masculines sont très similaires aux zones féminines. Leur sexualité n'a rien à nous envier et la masculinité est sujette à autant d'injonctions que notre féminité. Si notre partenaire est un homme, nous aurons tout intérêt à étudier avec lui son système de fonctionnement, car si nos connaissances en matière d'anatomie se résument au néant, leur connaissance est souvent guidée par la pornographie, les complexes, idées reçues et maladresses qui en découlent. Ils ne connaissent pas forcement mieux que nous le sexe dans sa réalité.

-1-

Le pénis. Il est constitué d'un gland, de deux corps caverneux et d'un bulbe (un peu comme notre clitoris mais avec un gland moins sensible). L'orientation de l'érection est variable en fonction de la longueur des corps caverneux (plus ils sont longs, plus elle est «verticale»).

-2-

Les testicules. Comme pour les autres zones érogènes, elles peuvent être source de plaisir chez certains mais pas du tout chez d'autres. Les testicules produisent 95 % de la testostérone (5 % est sécrétée par les glandes surrénales, c'est pourquoi les femmes en ont aussi bien qu'elles n'aient pas de testicules). Elle est responsables de la libido et des changements physiques. Elle commence à diminuer d'1 % par an à partir de l'âge de 25 ans et est plus sécrétée au printemps et en été !

-3-

Le périnée. Chez l'homme, le périnée se contracte pour maintenir l'érection et se contracte de façon puissante pour expulser l'éjaculation. D'ailleurs, l'éjaculation n'est pas synonyme d'orgasme !

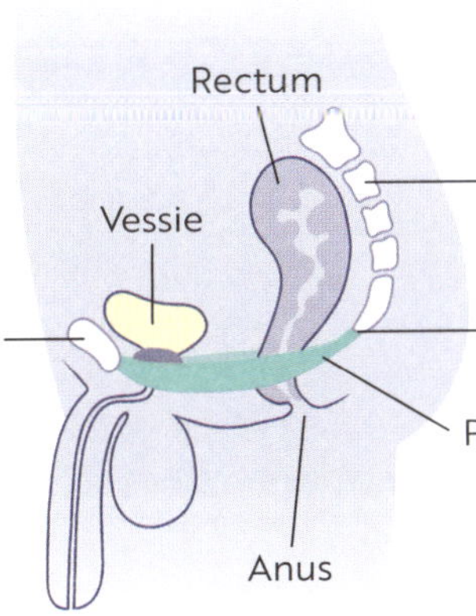

-4-

La zone G au masculin. L'utricule (« vagin masculin ») situé sur la partie postérieure de l'urètre prostatique pourrait être l'acteur principal de cette zone mais ce pourraient aussi être les sphincters urétraux, aucune certitude, mais cette zone autour de la prostate serait l'équivalent de la zone G. Cette zone est accessible par l'anus mais, comme toutes les zones érogènes, cette stimulation doit être désirée et surtout du fait de la difficulté d'accès elle doit être anticipée et préparée.

Les idées reçues au masculin

Du fait de l'accès à la pornographie, la taille des pénis est largement surévaluée. La taille moyenne d'un pénis au repos est de 11 cm. La taille moyenne en érection est de 15 cm et elle est considérée comme normale à partir de 8-9 cm. Vous pouvez donc rassurer vos partenaires masculins qui pensent souvent, à tort, que leur sexe est trop petit. S'ils entrent dans le cas du micropénis, apprenez-leur qu'il existe de nombreuses autres options que la pénétration avec un pénis pour avoir un rapport sexuel satisfaisant. Vous pourrez aussi explorer la pénétration vaginale en utilisant des sextoys par exemple.

Semaine 5

La chorégraphie sexuelle

De nombreuses stimulations et positions de pénétration existent. En fonction de la souplesse et de la mobilité de chacun·e, elles ne sont pas toutes réalisables. Le point le plus important est que nous ne sommes pas toutes excitées par les mêmes stimulations et que si certaines adoreront la levrette, d'autres ne la supporteront pas car dans cette position les zones stimulées ne seront pas celles qui leur conviennent. Dans ce cas, évitez-les et réessayez de temps en temps car le corps change en fonction des périodes de la vie.

Mes ASTUCES

Le plus facile pour débuter sera la position «Andromaque», l'un des deux partenaires est sur l'autre, car il·elle pourra gérer le rythme et la profondeur de la pénétration. Pour les timides, le missionnaire est une bonne option aussi, car vous pouvez guider les mouvements de votre partenaire par les hanches. Certains partenaires ressentent une grande excitation à voir l'autre se masturber, elle a donc aussi sa place dans un rapport sexuel partagé.

ZOOM sur

LES PETS VAGINAUX

« Je suis affreusement gênée car, pendant la pénétration, j'émets des bruits de pets. Quand ça m'arrive, ça me coupe tout désir de continuer le rapport, ma libido en souffre beaucoup, que puis-je faire ? »

Le pet vaginal est tout simplement de l'air qui sort du vagin. Cet air n'est pas fabriqué par notre corps mais c'est juste de l'air qui vient de rentrer par le vagin et qui en ressort. L'air peut rentrer dans le vagin pour plusieurs raisons, ici nous nous attardons uniquement sur l'acte sexuel. Dans ce cas, ce sont tout simplement les mouvements de va-et-vient dans certaines positions qui poussent l'air vers l'intérieur. Ensuite, en fonction de la position ou de l'activation des abdominaux, l'air est chassé vers l'extérieur et c'est ce qui produit le bruit. Beaucoup de femmes sont très mal à l'aise avec ce bruit mais il n'y a pas de raison et pas d'odeur. Le plus simple serait donc d'en parler avec le partenaire, pourquoi pas en le tournant à la rigolade *« tu peux arrêter de faire rentrer de l'air dans mon vagin stp ? »*.

Si vous n'arrivez pas à surmonter cette gêne, vous pouvez analyser dans quelles positions se produit cet événement et en privilégier d'autres !

Si ces manifestations sont systématiques et si elles interviennent aussi hors des rapports sexuels, elles sont peut-être le signe d'un périnée trop faible, je vous conseille alors de consulter.

Semaine 5

KAMA SUTRA, CHERCHEZ L'INSPIRATION

Toutes les femmes ne seront pas d'accord sur les positions qu'elles préfèrent pratiquer ou celles qui leur procurent le plus de plaisir. Les positions à privilégier dépendent des morphologies des deux partenaires ainsi que des genres ou préférences de chacun·e. Certain·e·s aimeront le contact visuel d'autres non, certain·e·s prendront du plaisir avec les pénétrations profondes, d'autres non, et ceci dépend bien des deux – et pas uniquement d'un des deux – partenaires.

Le humping

Cette technique peut se pratiquer même en restant habillé·e. Elle consiste à frotter son sexe sur une surface avec un relief pour stimuler le clitoris. Cette surface peut être un corps, cuisse ou autre, ou même un objet, oreiller peluche... Cette pratique est souvent à l'origine de la découverte de la sensibilité du clitoris et est très adaptée pour tous·tes, y compris les plus timides !

Les 69

Vous pouvez pratiquer le 69 « classique » de l'illustration ou sa variante sur le côté. Vous êtes allongé·e·s sur le dos « tête bêche » avec la bouche à hauteur du sexe de l'autre. La jambe extérieure est repliée et vous avez le corps tourné vers l'autre. Cette position permet de donner et recevoir en même temps ou alternativement. Elle est beaucoup plus reposante que le 69 classique. Une de vos mains vous aide en appui et l'autre est libre de dispenser des caresses.

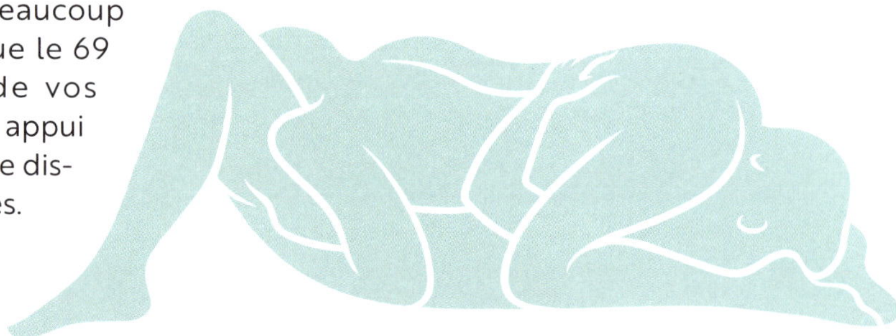

Le « Hotdogging »

Cette pratique consiste à glisser un pénis ou une forme phallique entre les fesses de sa ou son partenaire, à cheval, sans pénétration. Celui ou celle qui est dessus peut également maintenir les fesses de son ou sa partenaire pour resserrer le passage au moment de ses va-et-vient. Cela permet pour la personne en dessous, de ressentir une stimulation de la zone anale.

Andromaque

Une personne est à genoux, à cheval au-dessus de son ou sa partenaire, avec ses mains sur son torse pour gérer l'angle, la profondeur et le rythme de la pénétration. C'est la position la plus favorable pour contrôler. Peut-être un peu intimidant pour ceux ou celles qui ne sont pas encore prêt·e·s à prendre les initiatives.

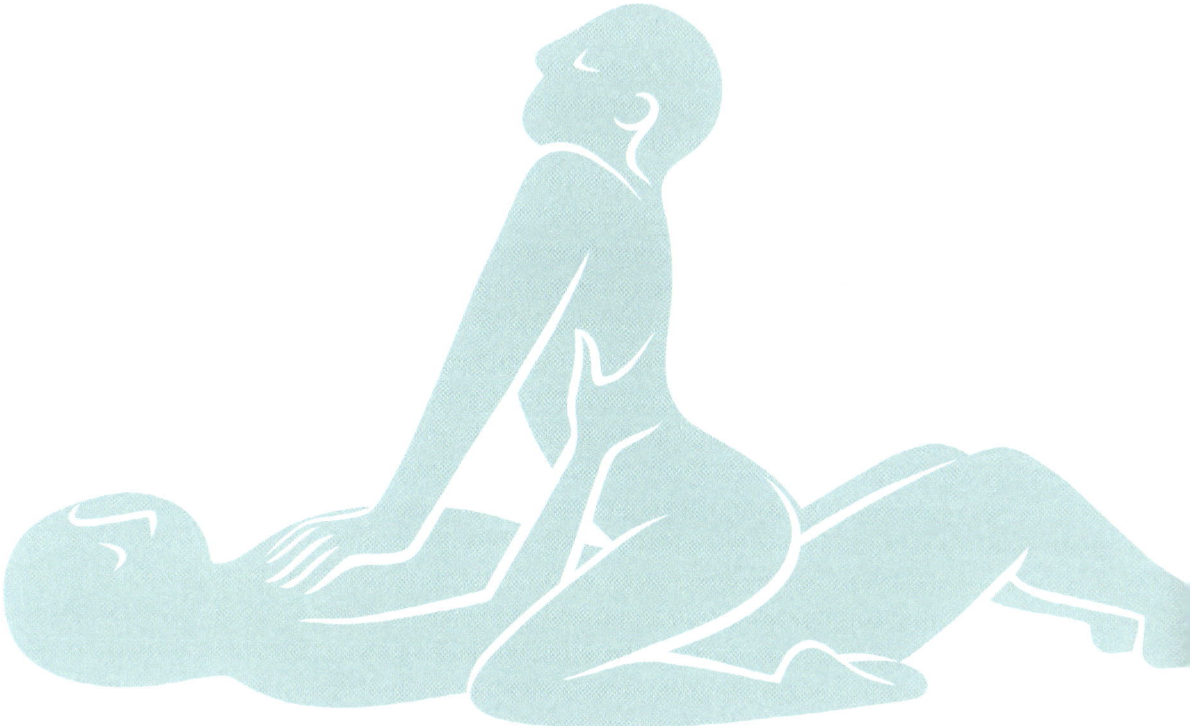

Semaine 5

Le missionnaire

C'est la plus classique des positions pour le sexe pénétratif. C'est le·la partenaire qui pénètre qui est au-dessus. La personne pénétrée dirige très peu, mais elle peut guider le rythme avec ses mains sur les fesses ou hanches de son·sa partenaire. À ne pas conseiller à celles qui débutent ou redécouvrent la pénétration après des dyspareunies ou vaginisme. Sa variante jambes tendues permet une meilleure stimulation du clitoris.

Variante sans pénétration : en s'inspirant du hotdogging, le·la pénétrant·e peut passer son sexe entre les fesses de sa·son partenaire en effectuant des va-et-vient. Il·elle pourra stimuler son sexe mais aussi la zone anale.

Le missionnaire inversé : Le·la pénétré·e est sur le·la pénétrant·e. Celui ou celle qui pénètre a les jambes serrées et l'autre au-dessus, encercle les cuisses de son·sa partenaire et dirige. C'est une position très agréable dans laquelle vous pouvez gérer l'angle et la vitesse des va-et-vient.

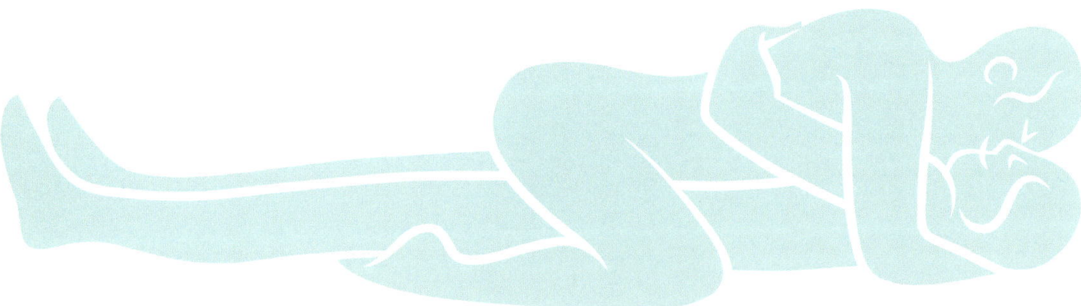

Le sphinx

Un·e partenaire est en dessous, à plat ventre. Il·elle peut être pénétré·e et en même temps avoir son sexe qui frotte sur un oreiller. Il·elle peut aussi avoir la main du ou de la partenaire sur son sexe. Cela permet une double stimulation !

La déesse

Cette déesse, c'est vous : pendant que votre partenaire, est allongé·e sur le dos, vous vous allongez sur lui·elle pour laisser ses mains libres de vous caresser tout le corps. L'angle de pénétration vous promet de belles sensations !

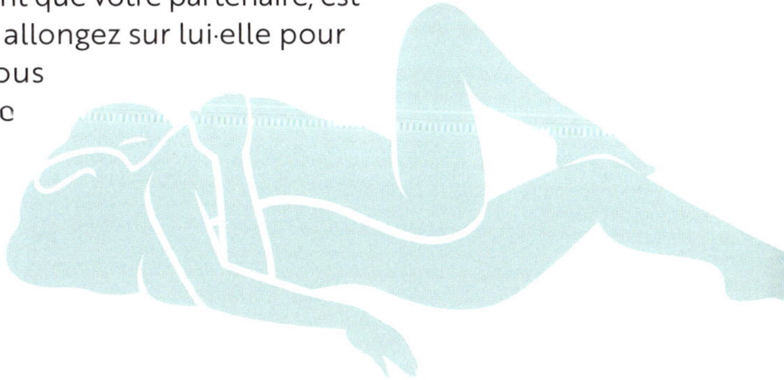

La langue de chat

C'est une sorte de cunnilingus amélioré. Avec la langue de chat, votre partenaire va prendre soin de vous et vous montrer qu'il·elle maîtrise les 17 muscles de sa langue. Prête pour le grand oral ?

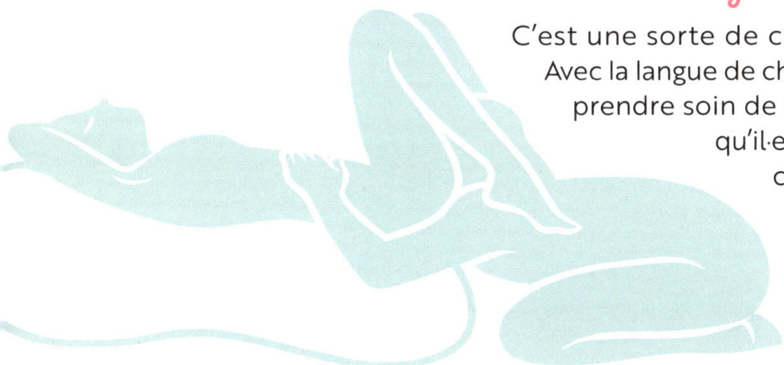

La balançoire

Le jeu ne serait pas complet si une position ne vous permettait pas de prendre le lead. La voici : la posture de la balançoire vous donne la maîtrise du rythme, des mouvements et de la profondeur. Et pendant ce temps, votre partenaire peut même parcourir votre corps avec ses mains pour un plaisir garanti !

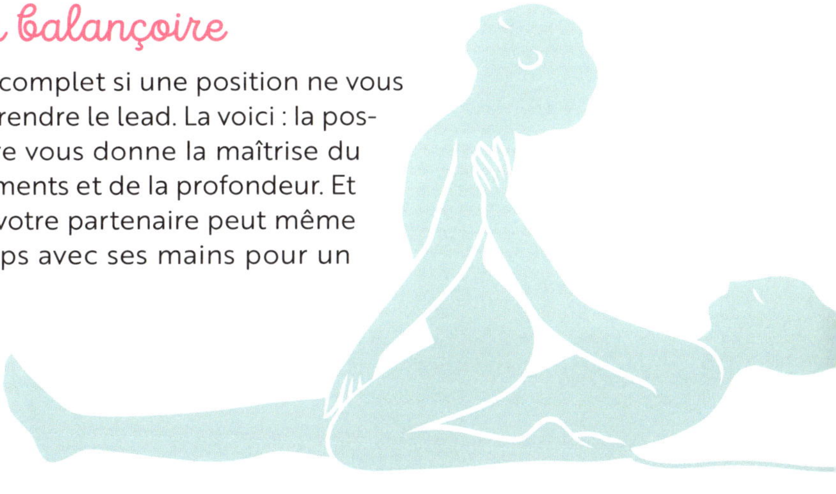

Semaine 5

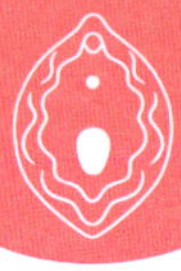

Le cadenas

Très chouette pour la stimulation simultanée du clitoris : partenaire assis·e sur la table, jambe autour des hanches de son ou sa partenaire debout.

La cuillère

Le·la partenaire tourne le dos, allongé·e sur le côté et l'autre derrière, avec les mains libres pour caresser.

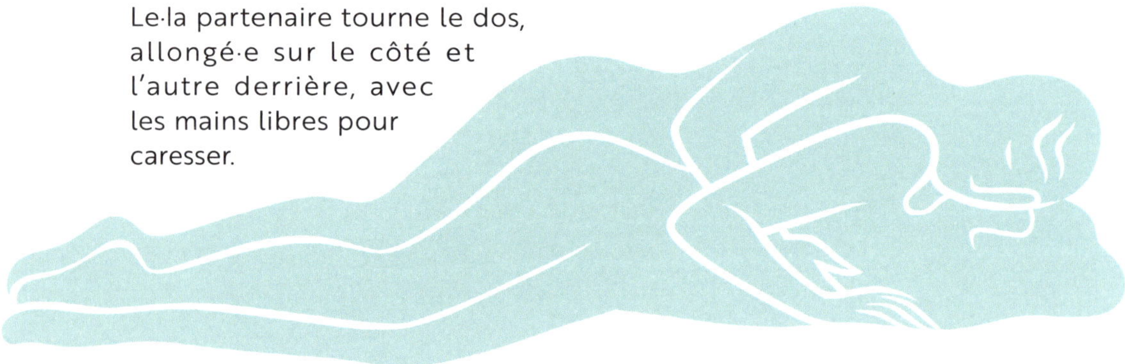

La levrette

Le ou la partenaire à quatre pattes, sous l'autre partenaire. Celui ou celle en dessous peut gérer l'angle de pénétration, mais c'est celui ou celle au-dessus qui gère le rythme !

BONUS ACROBATIQUE

La bête à deux têtes

C'est la position de l'éclate. On oublie le ridicule, n'est-ce pas une définition du lâcher-prise ? Au moins, vous allez bien vous marrer. C'est la pénétration des sexes par derrière !

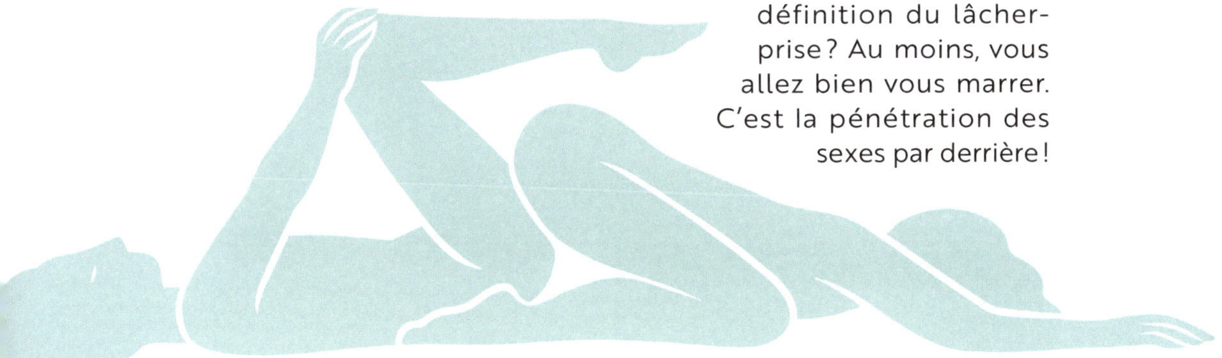

Le cheval au galop

Accrochez-vous. ! Car le cheval au galop est assez sportif, et si elle est mal maîtrisée, cette position pourrait freiner vos ardeurs et il vous faudra trouver un équilibre entre plaisir et performance, apprendre à doser !

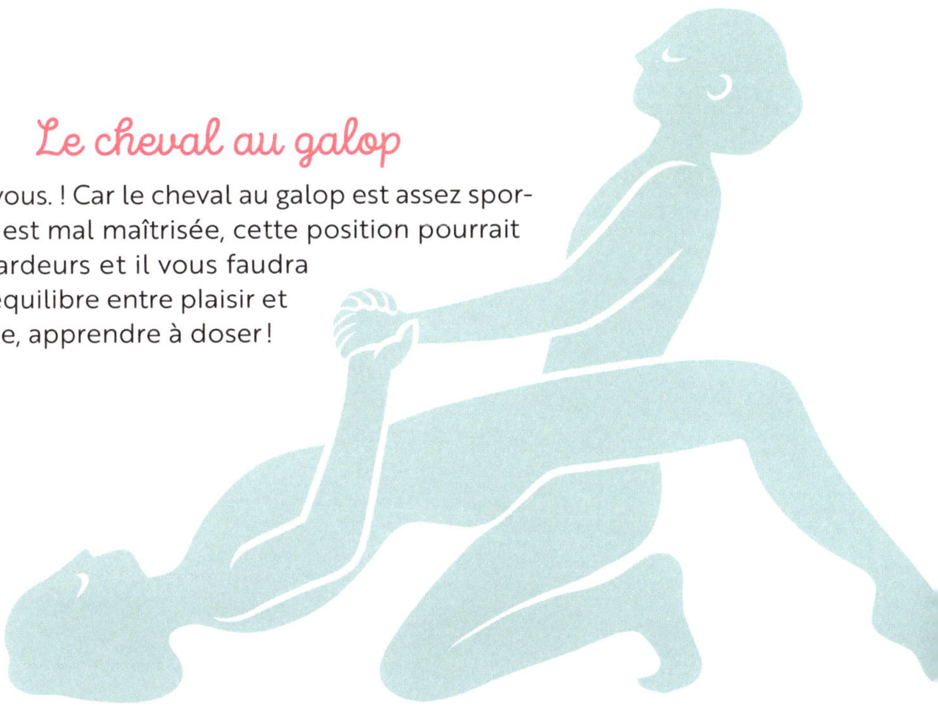

Semaine 5

EN PRATIQUE

Maintenant que vous connaissez bien votre excitation et que vous savez ressentir les modifications dans votre corps, vous pouvez, lorsque vous vous sentez prête et si vous en avez envie, tester ou retester la stimulation par pénétration.

Exercice

LA PÉNÉTRATION PLAISIR

Seule

1 - Vous pouvez commencer seule avec un sextoy ou vos doigts. Vous devez toujours tester une fois que votre corps est excité par une séance de masturbation par exemple, et tenter dans différents postions, par exemple sur le dos, sur le ventre, à genoux. Prenez le temps d'explorer les différentes zones intravaginales pour identifier celles qui vous procurent le plus de plaisir.

2 - Utilisez des lubrifiants. Il en existe de nombreux sur le marché, à l'eau, à l'huile, au silicone.

En duo

Lorsque vous allez découvrir ou redécouvrir la pénétration avec un·e partenaire, je vous conseille de prendre les choses en main, guidez en douceur à la vitesse que vous souhaitez et dans la position que vous souhaitez. Ainsi, vous apprendrez à votre partenaire à vous pénétrer comme vous aimez afin de ne pas enclencher de cercle vicieux de la douleur.

Le mot DE LA FIN

Mon rôle de guide s'arrête ici ! Vous avez désormais toutes les cartes en main pour avancer en toute sérénité dans une sexualité pleine de promesses. Faites-vous confiance, soyez audacieuse sans céder aux injonctions de performance et, surtout, écoutez-vous.

À vous de jouir !

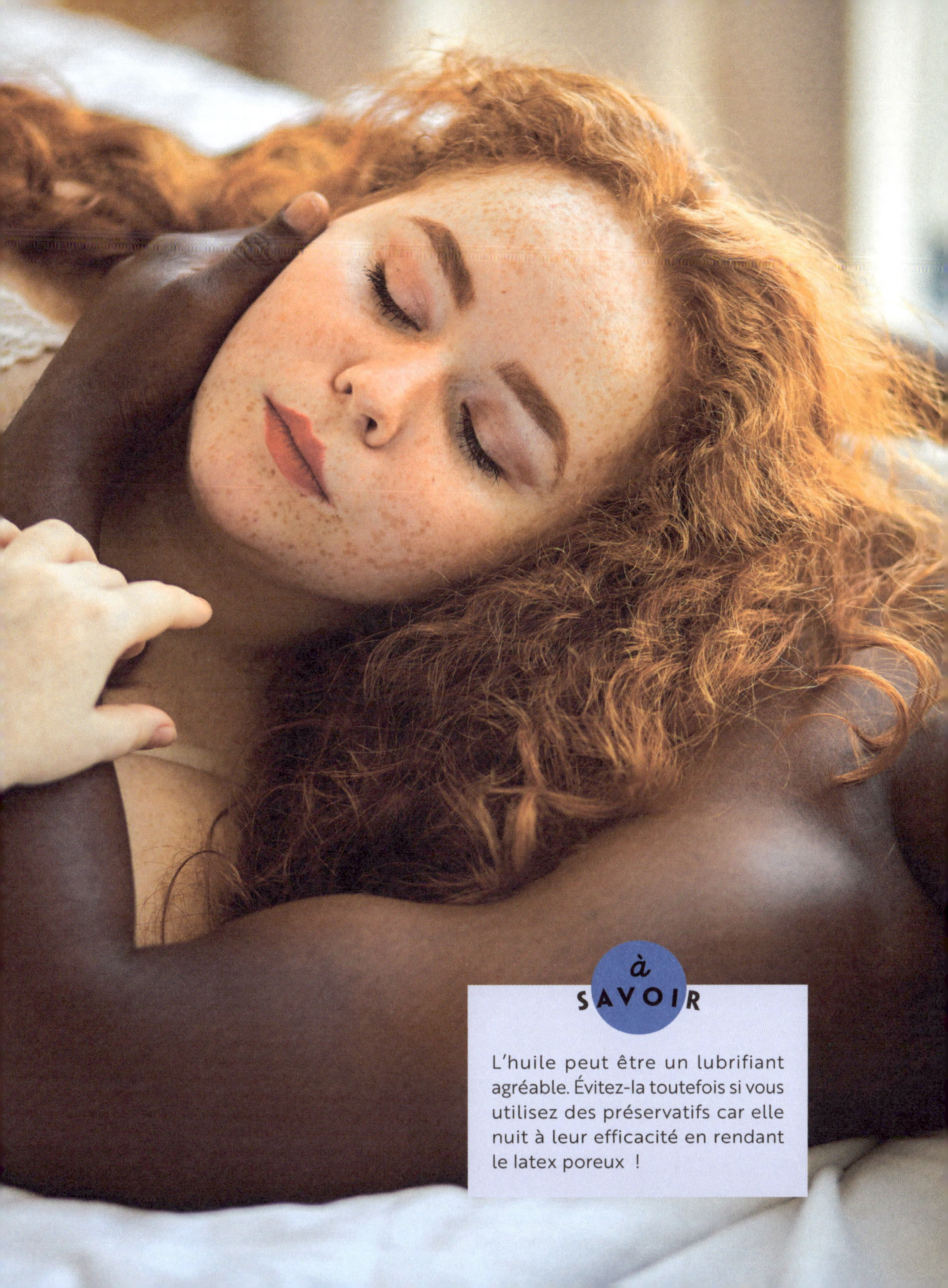

à SAVOIR

L'huile peut être un lubrifiant agréable. Évitez-la toutefois si vous utilisez des préservatifs car elle nuit à leur efficacité en rendant le latex poreux !

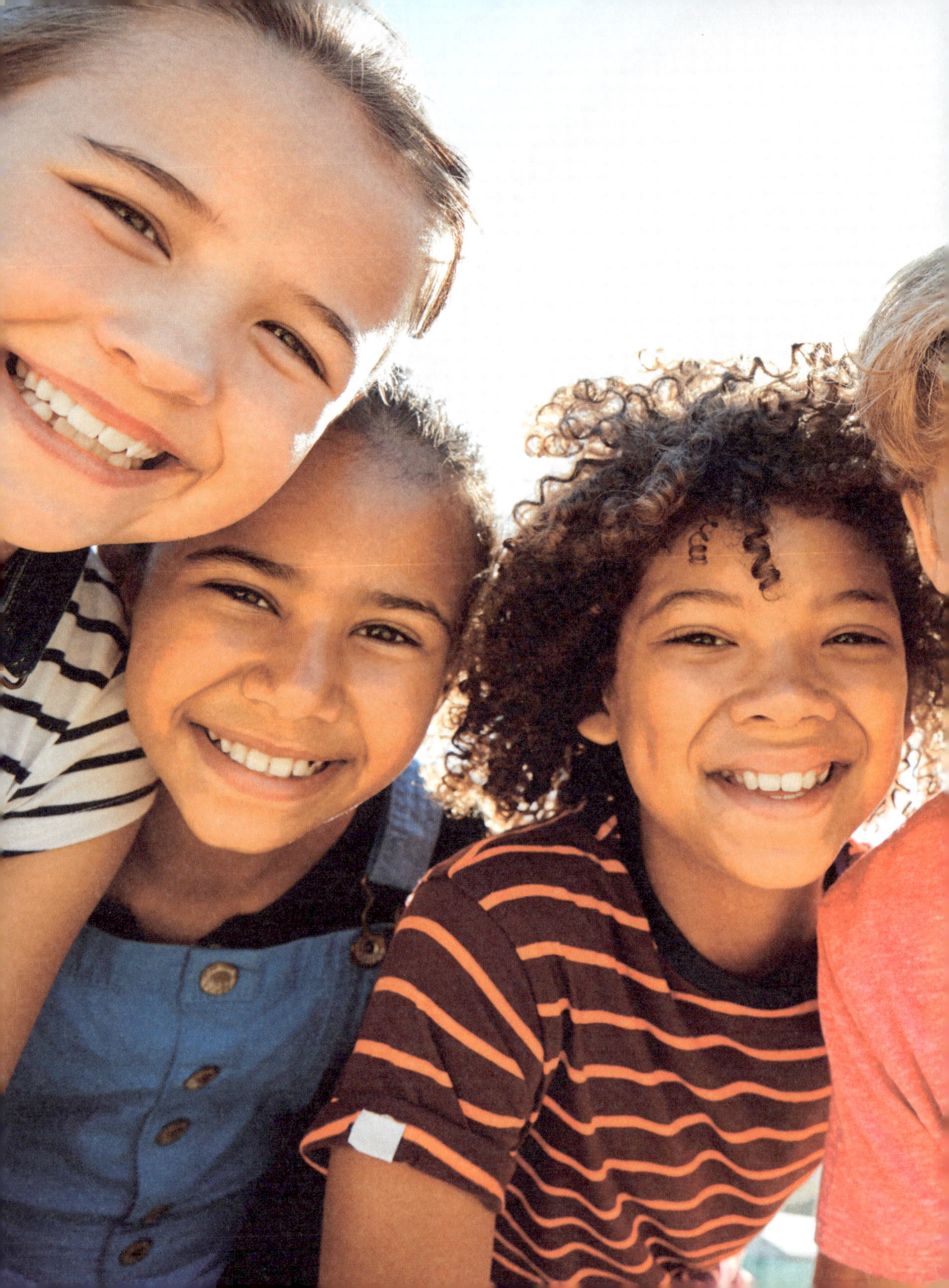

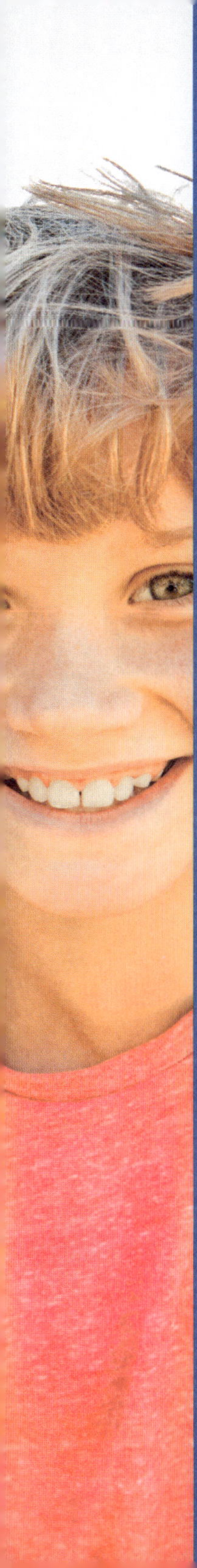

En bonus

L'ÉDUCATION SEXUELLE ÂGE PAR ÂGE

« Ce que l'on conçoit bien s'énonce clairement... »

« À quel âge dois-je parler de sexualité à mes enfants ? »

Avant tout, il n'y a pas d'obligation à parler de sexualité à vos enfants ni d'âge requis mais, de manière générale, vous devez les accompagner dans leurs découvertes par les supports de votre choix (livre, films, documentaires, arts, jeux...) et vous adapter à leur curiosité sans la précéder.

L'éducation sexuelle est un outil nécessaire à une bonne entrée dans la vie sexuelle, il est essentiel d'expliquer à nos enfants le rôle de la sexualité et ses mécanismes afin que le premier rapport soit souhaité et réalisé dans les meilleures conditions pour ne pas créer de blocages ou de pathologies.

L'entrée en matière ne doit surtout pas être faite de façon brutale en disant par exemple : « Maintenant que tu as tel âge, il faut que je te parle de quelque chose d'important... », ça peut être très anxiogène et effrayant. Votre accompagnement s'intégrera à tout le processus d'éducation et n'est pas réservé à la période de la puberté.

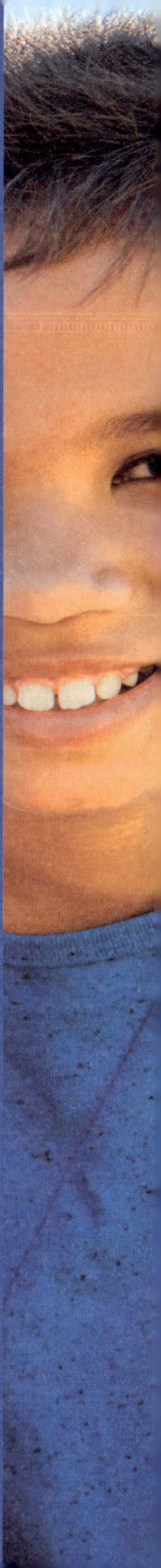

Bonus

PETIT COURS D'ÉDUCATION SEXUELLE

De 1 an à 2 ans

À cet âge-là les petits commencent à nommer les différentes parties du corps. C'est important de nommer le sexe car cela pourra notamment aider en cas de douleur, à comprendre et faciliter un diagnostic. Je vous conseille donc d'utiliser le plus rapidement possible les termes exacts : vulve, anus, pénis… comme pour le reste du développement du langage. Il faudra éviter les réflexions sur les selles et l'urine comme « beurk, ça pue ! », « Tu es sale, on va te changer », etc. pour que les choses du corps ne soient pas perçues comme négatives.

De 2 ans à 4 ans

Affirmer l'existence de la vulve

Contrairement à ce que disent encore beaucoup de mamans, il ne faut pas présenter aux petites filles leur sexe comme « une absence de » ou un « vide », mais bien affirmer son existence « pleine », en tant que vulve et clitoris, différents mais équivalant au pénis/zizi des garçons.

Aller aux toilettes

Il faut leur expliquer, bien sûr, par où sortent le pipi et le caca en leur montrant sur un dessin par exemple l'urètre et l'anus ; leur expliquer aussi que le caca est le déchet de la transformation de ce qu'ils mangent, ce qui facilitera l'acquisition de la propreté en leur faisait comprendre que ce n'est pas une partie d'eux-mêmes tout comme le pipi.

Se laver

Vous pouvez bien sûr apprendre à la petite fille à se laver l'extérieur de la vulve avec un savon spécifique à la main, de l'avant vers l'arrière. Les enfants, lorsqu'ils acquièrent la continence, laissent parfois échapper des gouttes dans leurs sous-vêtements, donc il est important de leur apprendre à se laver pour éviter les infections ! Il est bon aussi de favoriser la nuit sans culottes, avec pyjama ou chemise de nuit ample.

Respecter le corps

La politesse, c'est dire bonjour, mais le contact physique ne doit pas être fait sans leur accord. Cela est lié au fait d'apprendre à respecter leur corps en leur expliquant que personne n'a le droit de les toucher ou de leur imposer un bisou ou un câlin. Et c'est pareil dans l'autre sens, il faut leur apprendre à demander aux autres avant de les toucher ou de leur faire un câlin, qu'ils soient enfants ou adultes.

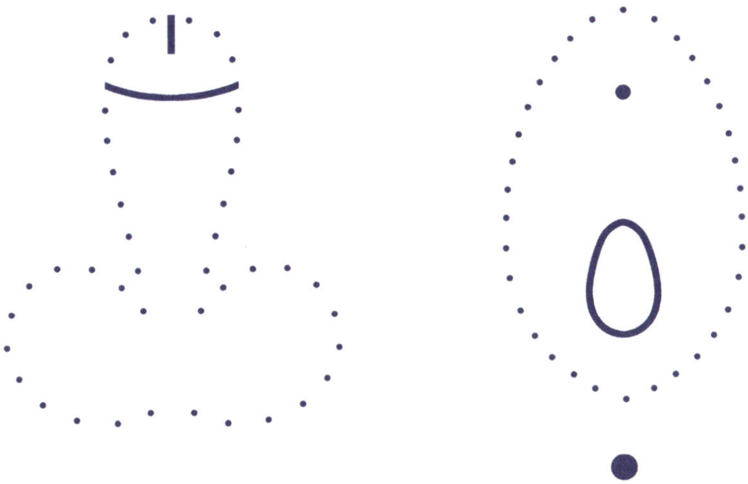

De 5 à 8 ans

Il faut continuer à répondre à leur questionnement de la façon la plus claire possible en s'adaptant toujours à leur capacité de compréhension et renforcer les thèmes déjà abordés précédemment. On peut commencer à leur parler de la puberté qui chez certain·es arrive avant 10 ans. Il est important qu'ils·elles sachent ce qui se passe à ce moment de la vie sans êtes effrayé·es par ces changements.

Les câlins

S'ils ont des questions précises sur l'acte sexuel, vous pouvez répondre que c'est un câlin entre deux personnes adultes qui s'aiment et que ça peut aboutir à la conception d'un enfant. On peut aussi leur expliquer les différents autres modes de procréation quand la méthode naturelle ne fonctionne pas.

Bonus

De 9 à 12 ans

Vous pouvez aborder l'âge moyen d'entrée dans la vie sexuelle et leur faire comprendre que ce n'est pas parce que des amis vont le faire qu'il faudra le faire en même temps, qu'il faut attendre un signal fort dans le corps, propre à chacun, pour savoir qu'il est prêt et que ça dépendra aussi beaucoup des rencontres. Sans en faire trop, ni précéder leurs demandes, essayez de répondre avec la précision qu'ils attendent de vous afin d'éviter qu'ils n'aillent chercher leurs réponses ailleurs. Les informer ne signifie pas « les pousser à », au contraire.

Les relations

Il sera bon d'insister sur la description d'une relation amoureuse saine et équilibrée qui ne doit susciter que des sentiments positifs et se fonder sur un rapport égalitaire où les deux partenaires s'admirent, se mettent en valeur et se respectent. Il faudra aussi continuer ou commencer à parler de puberté, de contraception, de protection, d'hygiène…

Avoir le sens critique

Enfin, il est primordial de les inciter à prendre du recul par rapport à ce qui est montré dans les médias en général de leur expliquer que ce n'est pas parce que quelqu'un d'adulte dit quelque chose que c'est vrai, que s'ils ont une question, quelle qu'elle soit, nous serons toujours là pour leur répondre.

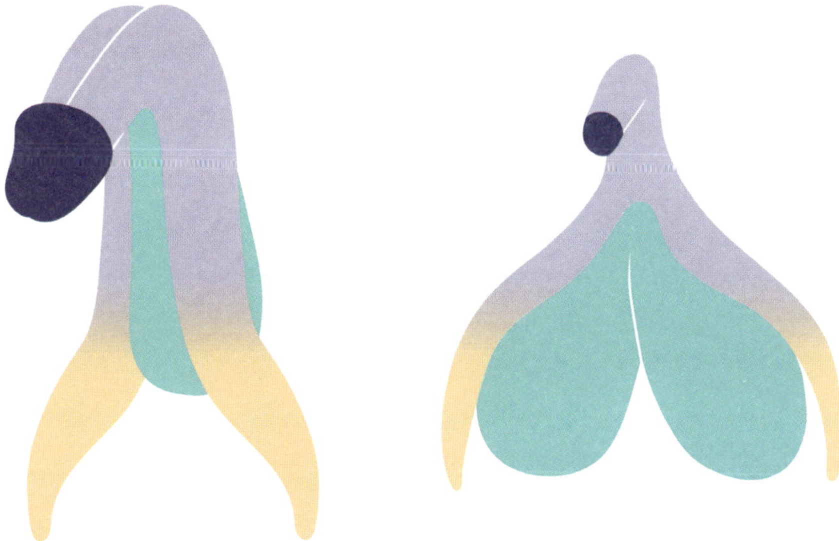

clitoris à l'échelle à côté du pénis

Adolescents de 13 à 18 ans

Il faut leur apporter des explications détaillées et faciles à comprendre sur : les règles, la procréation, la contraception, les éjaculations nocturnes, l'érection, le clitoris, les maladies sexuellement transmissibles… Mais aussi le consentement dans la vie sexuelle, la définition d'une relation saine, l'existence de certaines relations malsaines, toxiques, la violence psychologique, la manipulation… Tout ça peut être encore plus abordé à cet âge. Prenez toujours le temps d'être à son écoute et de lui expliquer en fonction de son degré de curiosité, vous ne devez jamais forcer les choses.

Vous pouvez aussi vous servir des très nombreuses ressources disponibles aujourd'hui (BD, livres, documentaires, podcasts…) pour enrichir vos échanges ou qu'ils puissent y avoir accès en toute intimité.

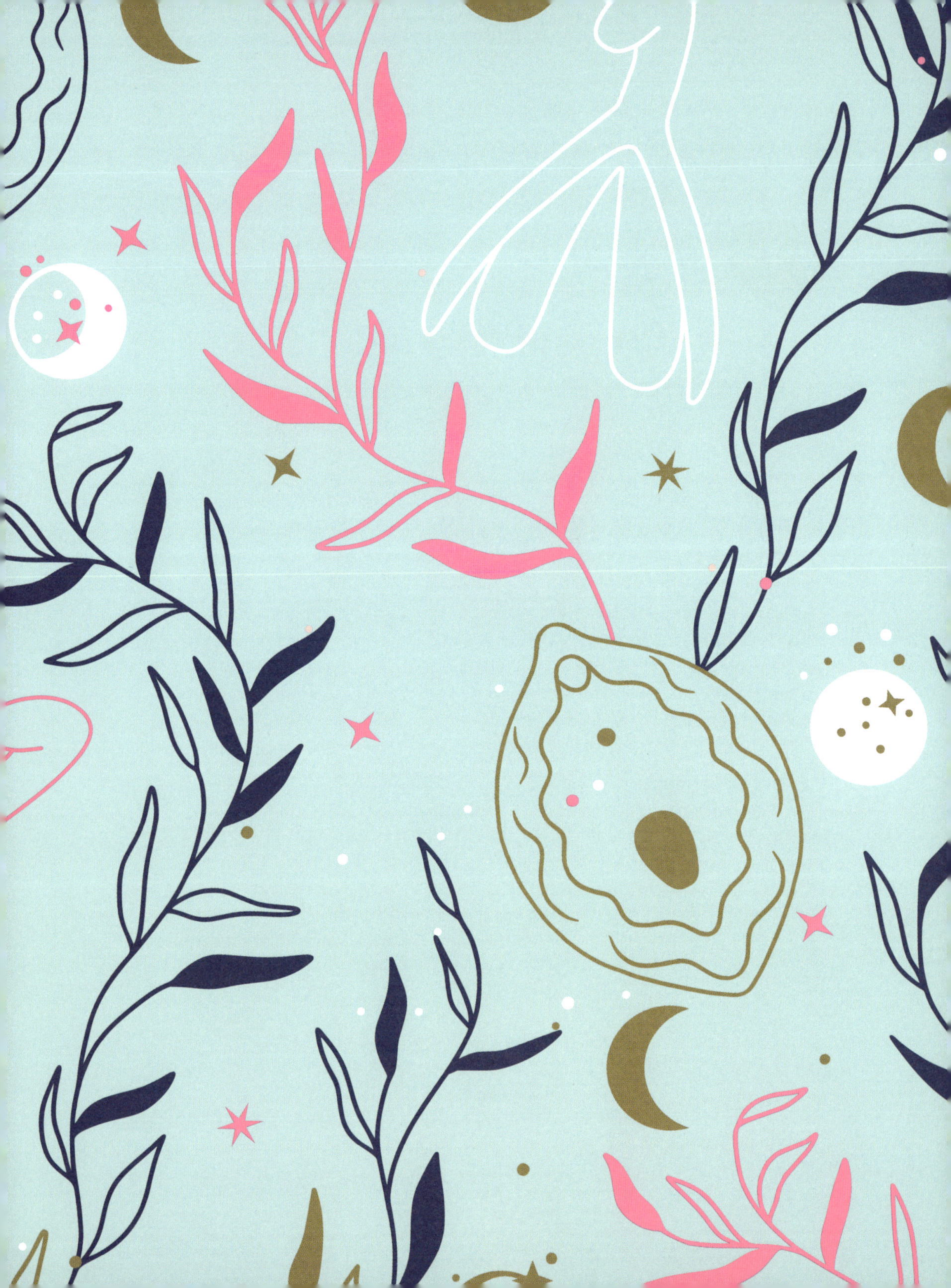

REMERCIEMENTS

Je tiens avant tout à remercier ma sœur jumelle, Magali, avec qui je partageais ce projet depuis des années et qui a littéralement coécrit ce livre.
Je remercie mon entourage courageux qui supporte mes lubies, mes envies, de jour comme de nuit, surtout mon amoureux et mes enfants.
Je remercie aussi Florence, une femme tellement inspirante dans la vie en général et qui m'a offert la préface.
Je remercie affectueusement mes patientes, Mara, Camille, Amélie... qui m'enrichissent au quotidien dans nos échanges, comme les abonnées de mon compte Instagram.
Je remercie amicalement mon agence @fraichtouch, principalement mes agents, Goulven et Léa, pour rendre mes projets les plus fous réalisables,
Je remercie très chaleureusement l'équipe de Marabout, Olivia, Anne-Claire, Lauriane, Emily, Mathilde et Mathilde, et leur super photographe, Astrid, pour le travail qu'elles ont accompli autour de ce projet.

Et merci à vous, qui tenez ce livre entre vos mains,
il vous appartient désormais de le faire rayonner !

Illustrations : ©Emmanuelle Pioli
Photographies : ©Astrid di Crollalanza (p 2, 3, 4, 14, 42, 62, 75, 80 et 102)
©Shutterstock

Imprimé par Grafo en Espagne
Pour le compte des éditions Marabout (Hachette Livre)
58, rue Jean-Bleuzen, 92178 Vanves Cedex
Dépôt légal : janvier 2022
ISBN : 978-2-501-16733-8
1628893